本书为国家社会科学基金青年项目"医疗卫生制度与改革的国际比较研究"
（18CSH062）成果。

医疗卫生体制国际比较与经验借鉴

梁金刚　著

INTERNATIONAL COMPARISION AND
EXPERIENCE REFERENCE OF
HEALTHCARE SYSTEM

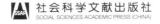

社会科学文献出版社
SOCIAL SCIENCES ACADEMIC PRESS (CHINA)

序

医疗卫生体制改革是一场利益的变革。医疗卫生体制改革需要面对诸多利益，医改文件中也多次提到要"不回避矛盾，敢于触碰利益"，对这些利益的改革是无法回避的，必须要"动奶酪"、调布局。在这场改革中，卫生健康部门是否愿意下放医院人事管理权限？公立医院是否愿意接受民营医院的竞争冲击？药品公司、医疗机构是否愿意接受来自医保基金的监督和引导？三级医院是否愿意定位疑难杂症治疗并接受分级诊疗体系后病患的减少？每一项改革都涉及相关主体的利益调整。这种利益不仅包括收入、职称等物质利益的改变，如基层全科医生在按人头付费的薪酬模式下其收入可能高于医院专科医生的收入，医院不能再依靠药品、耗材、检查增加医院的收入来源，大量的医生要挑战艰苦的工作、生活条件赴一线充实初级卫生保健服务体系力量等。这种利益调整还上升到供求地位的转变，如过往以医疗服务供方为主导的卖方市场将转向以医疗保险付费方为主导的买方市场，过往的以治病为中心的医疗卫生模式将转向以健康管理为中心的新路径，疾病预防、病后诊疗和长期护理的角色将发生较大改变等。在这场利益变革的大格局中，患者、医生、医院、医保机构、公共卫生机构、药品耗材运营商、卫生健康管理部门等，几乎每一个主体的利益都将改变，相当部分主体的原有利益将发生削减。适应、遵守、配合这场利益变革，是医疗卫生体制改革顺利进行的关键。

医疗卫生体制改革还是一场能力的变革。医疗卫生体制改革重在方向、难在执行。在国务院深化医药卫生体制改革领导小组的努力下，我国的医疗卫生体制改革渐趋国际主流，符合国际医疗卫生体制规律，但落实和适应新的改革体制则是关键所在。对于医疗保障部门来讲，是否能够守住医保基金生命"底线"的兜底保障能力，制定科学合理的筹资待遇联动机制，创新基金付费引导医疗服务，实现健康管理的角色转变？何时能够建立精细化的多元付费方式标准、程序等？对于医疗服务供给者来讲，是否能够增加基层医疗服务队伍的数量、提高质量，满足基层医疗服务数量和质量需求？是否能够实现利益共融的全科医生管理机制，做好居民健康代言人？是否能够建立"预防—诊治—护理"全链条的医疗服务体系等？对于政府来讲，是否能够做到严格细致的医疗质量监督？是否能够平等对待公立医疗机构和民营医疗机构？各项社会支持政策能否建立健全？何时能够健全数字化的医疗卫生体系等？对于市场主体来讲，能否确保规范、有序的市场竞争？能否加强自身质量建设，避免医疗纠纷和医疗事故？此外，还包括如何加强农村医疗服务体系建设、如何健全更加可持续的医疗保障基金制度等。以上每一项改革都是对医疗卫生体制能力的巨大考验，需要认真研究和艰辛实践，这些改革的顺利完成也是确保医疗卫生体制改革顺利进行的根本所在。

医疗卫生体制改革更是一场勇气的变革。医疗卫生体制改革涉及的利益主体众多、环节复杂、难点繁多、过程艰辛。需要奉献，需要勇气。国务院医改文件评论"三明医改"最重要的经验之一就是"改革的决心和勇气，坚持人民至上、敢为人先的改革精神"。具体来讲，首先，医疗卫生体制改革需要决心。医疗卫生体制改革需要破除利益，需要建章立制，需要协同协作，没有坚定的决心难以完成。多地改革的经验中都将省委、省政府领导的亲自指挥作为重要法宝，可见医疗卫生体制改革需要各地区下最大的决心、建立最强的指挥系统方能见效。对于部分利益受损主体来讲还需要发挥壮士断腕的勇气方能下定决心。其次，医疗卫生体制改革需要耐心。"罗马不是一天建成的"，医疗卫生体制的大厦也需要步步为营、久久为功，需要诸多制度、措施的累加才能完成，并要接受实践运行的检验，还要监测居民、健康指标的效果。此外，医疗卫生体制改革需要不断创新、不断应对新的问题。英国从第二次世界大战时建立国民健康服务体系，到今天依然在进行内部市场化变革；美国从 20 世纪 50 年代建立老年人保险和医疗救助制度，直到今天还在为建立全民医保而争论，便充分说明了这一点。最后，医疗卫生体制改革还需要细心。医疗卫生体制改革离不开对诊疗规范的管理，离不开对各种情形下的医保账单付费，甚至每一种药品、每一项医疗服务、每一个参保人进行具体分析，这些都需要极为细致的心思完成。近年在 DRG/DIP 付费试点准备工作中，对几千万、上亿条数据进行采集分析，便足以见证医疗卫生体制改革对精细度的要求。

医疗卫生体制改革终是一场服务的变革。1985 年开始的第一次医疗卫生体制改革以改革公立医院财政补偿机制为目标，2009 年新一轮医疗卫生体制改革则明确提出以解决"看病难、看病贵"问题为目标，改革的主题从公立医院补偿机制转到患者看病问题，深刻彰显了此次医疗卫生体制改革以人为本的核心。以人为本要求从居民的角度思考问题、解决问题。医疗服务供给体制要能够满足患者的就医需求，合理布局医疗资源，充分调动医务人员的服务积极性，避免态度恶劣、收受贿赂等行为的发生。医疗保险筹资体制要能够切实减轻患者的医疗费用负担，充分发挥参保人代理人作用，为参保居民管好钱、用好钱，为参保居民的利益着想，防止"因病致贫、因病返贫"现象的发生。医疗卫生体制改革还要能创新方式方法，如建立数字化医疗卫生体系，方便患者的就医预约与查询等。以人为本还要求整个医疗卫生体制从病后管理的服务善后思维转变为全过程的健康管理思维，不能仅仅停留在疾病发生后的医疗诊断、费用报销，而要从疾病预防入手降低居民发病的概率，甚至包括居民的良好生活习惯的倡导，在病后的康复护理阶段要做好健康机能恢复指导。作为服务居民健康需求的领域，医疗卫生体制改革回归"服务"本质，并经受住人民群众的检验，是医疗卫生体制改革成功的重要标志。

医疗卫生体制改革要始终树立明确的目标导向。医疗卫生体制的目标就是要促进医疗可及性、医疗公平性和医疗高效，由于此目标较为抽象，在改革任务繁重的时期，改革极容易进入"人云亦云，照搬照抄"的误区。医疗卫生体制最核心的就是医疗服务供给体制和医疗资金筹集体制，医疗卫生体制改革的目标就是要建设好这两个体制。医疗服务供给要形成分级诊疗的金字塔形就医格局，包括就医秩序改革、医生队伍改革、薪酬制度改革、医疗机构管理方式改革、政府角色改革等。医疗资金筹集体制建设就是要发挥医保资金代理人作用，包括完善基金可持续发展能力，强化弱势群体保护能力、待遇偿付能力、健康促进与管理能力、医疗服务引导能力等。对以上的改革是任何时期、任何地区都无法回避的，需要认真应对。与此相对应，有些并不是改革的核心目标，如医院应该公立化还是私立化，医生应该政府化还是市场化，医疗资金应该实行税收式还是缴费式，等等，这些都属于改革采取的方式方法，国际医疗卫生体制经验表明，不论采取何种方式，只要运用恰当均能有效促进本国医疗卫生体制的健康发展，对于这类问题则不必过多纠结和争论。因此，不论做何种改革，均要时刻明了改革的本质目标指向，这样才能更加灵活地采取多元化方式予以促进。

医疗卫生体制改革要尽快打破以地方为主的模式。实践中，我国医疗卫生体制改革逐渐形成了"中央把方向、地方出措施、全国学经验"的改革路径，打造了具有中国特色的改革模式。然而，应尽快打破这种以地方为主的模式，向全国统一模式迈进。理由如下，第一，虽然改革的总方向都是按照医改领导小组的统一精神制定的，各地措施却各不相同，如医联体的建设就分为紧密型医疗共同体、松散型医疗共同体和专科型医疗共同体，有些地区加强三级医院在医疗服务中的地位，而有些地区则重视基层慢性病管理等，这些不同的改革措施在经历时间沉淀后便容易形成利益依赖，后续再想按照国家统一政策调整则平添阻碍。第二，打破地方为主，实行中央指挥，有利于减小改革阻力。医疗卫生体制改革中最难的便是摆脱既得利益者的羁绊，其不愿放下手中的权力、利益、资源等，各地分头实施的难点便是要突破这些藩篱，难度可想而知，因此，部分地区只能由省委书记、省长牵头才能取得实质效果，便印证了地方实施中的阻力。若通过全国性的文件推进具体改革，则有利于减小地方阻力，为地方医疗卫生体制改革保驾护航。第三，我国自 2009 年开始进行医疗卫生体制改革，在福建、宁夏、江苏、安徽等多个省区市开展综合试点，取得了一定的经验，已经能够满足医疗卫生体制改革的政策需求，但成效难以显现的原因则与改革的试点局限性有关，因此，需要中央在全国全面铺开，扩大医疗卫生体制改革的成效。

医疗卫生体制改革要坚定系统改革的思维。医疗卫生体制内部包括医疗服务供给和医疗资金筹集两大核心机制，改革需要时刻注意二者的协同，如缺失了谈判协商机制，医疗保险的委托购买功能便无法实现；缺失了按人头付费的支付机制，基层全科医生的积极性就很难调动；缺失了临床路径的建设，按病种付费便成了空中楼阁；缺失了疾病预防功能的整合，医疗保险就无法实现全链条健康管理的转变等。在外部，医疗卫生体制依赖政治、经济、社会、文化、历史等国情因素，医疗卫生体制改革要根据国情条件，修正自身的体制机制设计。因此，坚定系统改革思维，加强医疗卫生体制各要素协同就显得尤为重要。系统改革，首先，要全盘一体化管理。这是组织体制的要求，试点地区中常常将各相关主体纳入同一领导管理，国际上也多由一个部门统一管理医疗事务便说明了这一点。其次，要协同推进。医疗、医保、医药、公卫等缺一不可，在这场改革中，适用的是"木桶理论"，改革成效并不取决于发展最好的方面，医疗卫生体制各方面要均衡发展。最后，要整体考核。从整体的角度分析医疗卫生体制对健康促进的效用，对医疗费用使用的改善等，因为医疗问题的出现可能不单是某一方面的问题。

医疗卫生体制改革要养成观察国际经验的习惯。我国是发展中国家，要充分利用后发优势，学习国际经验。尽管每个国家都有自己的医疗特质，但也有大量的共同经验值得借鉴，这种国际经验不因政治体制、医疗模式的不同而不同，可以使我们绕开医疗卫生体制改革中的误区。例如，国际上普遍对初级卫生保健体系极为重视，医院作为紧缺型医疗资源仅负责危重患者，国际上医保资金往往处于较强的主导地位，如此才能发挥对话、谈判的治理能力，国际上普遍实行兜底性的医疗保障待遇，防止出现个人重大医疗疾病的灾难性支出等。对这些经验必定是要学习的，哪怕改革的过程很艰辛。此外，没有哪一个国家的医疗卫生体制是一成不变的，对国际医疗卫生体制经验要长期关注，如以强调个人责任著称的新加坡储蓄医疗模式近年来正逐渐扩大社会保险性质的终身健保制度，以国家责任著称的英国国民健康服务体系也在不断加大市场化元素的结合，以分散自治为典型特色的德国医疗保险正在加强医疗保险基金的全国统筹以及法定疾病基金组织的整合，以自由放任为信仰的美国也正在加大政府责任、保障未参保人群的医疗权益等。因此，对国际医疗卫生体制经验的观察要保持长期性、发展性，这样才能使本国医疗卫生体制与国际发展趋势保持一致，有助于把握时代脉搏。

2024 年 3 月 1 日

摘　要

　　党的二十大报告提出，要"深化医药卫生体制改革，促进医保、医疗、医药协同发展和治理"，在我国医改进入"深水区"的关键时期，对标国际医疗卫生体制经验，借鉴国际经验仍是一条重要途径。

　　美国、英国、德国和新加坡是医疗保障方面的典型代表，分别为商业医疗保险模式、国家免费医疗模式、社会医疗保险模式和中央公积金模式，并且在医疗服务模式上也拥有鲜明特点，分别为国家医疗服务体系模式、市场医疗服务模式、混合医疗服务模式（德国和新加坡混合模式不同），涵盖了全球医疗卫生体制的大部分内容，一定程度上引领着国际医疗卫生体制改革的方向，也因此其制度模式和改革方向备受世界瞩目。本书重点从医疗服务供给体系、医疗保障体系、组织管理机制三个方面对美国、英国、德国和新加坡四个国家医疗卫生体制内部运行机制进行了梳理，并从外围环境的角度分析国情因素对医疗卫生体制的影响。

　　基于对四个国家医疗卫生体制的研究，从绩效排名、医疗服务供给体系、医疗保障体系建设、组织管理机制四个方面对美国、英国、德国和新加坡医疗卫生体制进行了横向比较，进而提出了国际医疗卫生体制基本经验，包括维护分级诊疗基本格局，重视基层医疗服务建设；私立力量主导基层医疗服务，医院医疗服务主体多样；提供患者无忧的医疗保障效果；医保通过支付方式等机制有效调控、整合医疗服务供给；不断加大管办分离实施力度；创新医疗卫生体制管理主体和形式；市场化管理特点成为共同元素等。结合我国国情对医疗卫生体制中可以根据自身国情自主设计部分进行了分析。综上，提出了我国医疗卫生体制改革应坚持的六大方向。从国际经验视角下我国医疗卫生体制经验应坚持的基本方向出发，基于政策视角和"三明医改"实践视角对我国医疗卫生体制改革路径进行对比，认为我国医疗卫生体制改革方向符合国际医疗卫生体制经验，但是仍然存在部分薄弱环节，包括基层医疗服务力量仍然薄弱，分级诊疗格局尚未形成；个人自付与健康管理效果有待完善，医保主动调控能力受限；管办分离进展缓慢，市场化竞争机制融入欠佳；医疗资源供给仍不充分不平衡，部门协同仍需深化等。

　　基于医疗卫生体制国际经验和我国医疗卫生体制改革具体情况，一方面，对我国医改中的若干理论争议予以回应，包括政府主导与市场主导的问题、公立与私立的问题、医生激励与约束模式问题、基层医疗服务定位的问题、医保模式选择问题、保大还是保小问题等。另一方面，从实践层面，围绕医疗服务供给、医疗保障体系发展、组织管理机制优化提出了若干政策建议，包括丰富基层医疗服务人才、药品和检验资源支持手段，提高基层医疗服务能力；平衡不同层级医疗收益策略，细化医联体分级诊疗办法；加快医疗卫生资源发展，提高医疗服务供给水平；增强重特大疾病医保兜底能力，完善防范化解因病致贫返贫长效机制；完善付费方式改革、监管机制以及协议管理办法，丰富医保调控手段；整合医保、公卫和长护资金，增强医保健康管理理念和职责；整合医疗卫生管理机构，统筹发展医疗卫生事业；推进非政府组织自治主体发展，实现管理服务专业化；推进管办分离和市场化机制，提升医疗卫生体制运行效率；等等。

目　录

第一章　绪论

第一节　问题提出

自 2009 年 3 月我国启动新一轮医疗卫生体制改革以来，在党和国家的大力推动下，我国医疗卫生事业取得了显著成效。我国出台了关于公立医院综合改革、分级诊疗体系建设、药品集中带量采购、按疾病诊断相关组付费（DRG）和按疾病分值付费（DIP）改革、促进全科医生发展等多项重磅文件，此外，还组建了国家医疗保障局，推出了福建省三明市等地方示范样本[①]，有力地推动了医疗卫生体制改革的进展。然而，我国医改成效仍有一些薄弱环节[②]，理论争议仍然存在，"看病难、看病贵"问题仍需进一步缓解，医疗卫生体制改革仍然任重道远[③]。我国的医疗卫生体制改革是否正确，是否符合国际医疗卫生体制主流规律，改革的难点到底在何处，这是阶段性发展后

[①] 赖海榕，李竞平．中国医疗卫生体系改革突破路径——基于福建省三明市的做法和经验［J］．福建论坛（人文社会科学版），2021（10）：115-126.

[②] 世界银行集团，世界卫生组织，财政部，国家卫生和计划生育委员会，人力资源和社会保障部．深化中国医药卫生体制改革 建设基于价值的优质服务提供体系［M］．北京：中国财政经济出版社，2016：33.

[③] 王虎峰．中国医改 10 年历程回顾与未来展望［J］．中国医院管理，2019（12）：1-5.

值得深思的问题。在多项改革交织的医改"深水区"，进一步借鉴国外经验，考究政策措施与管理方式，将对我国医改发展起到积极作用。

一 理论争议仍然不断，方向路径有待进一步明晰

早在新医改开始之初，关于医疗卫生体制改革的路径便存在"政府主导派"[①]和"市场主导派"[②]两大纷争。"政府主导派"多主张根据既有医疗体制格局，恢复医疗卫生体制的公益性，加大政府财政投入，强化基层医疗服务体系建设，通过政府计划安排，重新调配医疗卫生体制格局。"市场主导派"多主张将医院、医生等医疗服务供给主体按照市场化配置，形成多元主体竞争格局，同时将公共卫生等职能交由政府负责，厘清政府、市场、社会的职能。然而，改革多年，部分争论和疑惑仍然伴随[③]，包括政府主导还是市场主导问题、医生激励和约束机制问题、公立医院改革问题[④]、保大病还是保小病问题、社区卫生服务中心的定位和发展方向问题[⑤]，以及医保模式选择问题[⑥]、卫生治理割裂与碎片化问题[⑦]等。

---

① 李玲. 让公立医院回归社会公益的轨道 [J]. 求是，2008（07）：56-58.
② 顾昕. 政府转型与中国医疗服务体系的改革取向 [J]. 学海，2009（02）：38-46.
③ 陈永正，李珊珊，黄滢. 中国医改的几个理论问题 [J]. 财经科学，2018（01）：76-88.
④ 李玲. 医疗卫生等领域的市场化改革需要反思 [J]. 世界社会主义研究，2020（03）：89-90.
⑤ 王虎峰. 中国医改周期与管理创新 [M]. 北京：人民卫生出版社，2019：145.
⑥ 顾昕. 社会医疗保险和全民公费医疗：医疗保障制度的国际比较 [J]. 行政管理改革，2017（12）：63-70.
⑦ 王春晓，岳经纶. 体系整合：中国卫生治理的有效路径——基于三明和深圳改革的分析 [J]. 中共福建省委党校（福建行政学院）学报，2021（06）：90-98.

二 分级诊疗体系尚未形成，就医格局有待进一步理顺

分级诊疗体系是维持就医秩序的重要保障，是解决"看病难"问题的制度根源。目前，医疗资源仍然集中于高级别医院中，基层医疗卫生机构的诊疗人次仍然不足，就医格局有待进一步理顺。根据《2021 年我国卫生健康事业发展统计公报》，从医疗资源看，2021 年末，医院中卫生技术人员达到 711.3 万人，基层医疗卫生机构中卫生技术人员数为 330.2 万人，医院中卫生技术人员数是基层医疗卫生机构的 2 倍有余。从诊疗人次看，2021 年总诊疗量中，医院为 38.8 亿人次，占 45.8%，基层医疗卫生机构 42.5 亿人次，占 50.2%，基层医疗卫生机构的服务占比相比发达国家 90% 的比例仍有较大差距。从不同级别医院细分看，2021 年，三级医院医师日均担负诊疗 7.2 人次，二级医院为 6.2 人次，一级医院为 4.8 人次，三级医院、二级医院、一级医院床位拥有量分别为 333 万张、274 万张和 73 万张，与理想分级诊疗体系呈相反状态。[①] 此外，以异地就医为例，2020 年，我国居民异地就医总计 8238 万人次（其中职工医保参保人员异地就医 4831 万人次，居民医保参保人员异地就医 3407 万人次），其中，住院跨省异地就医 585 万人次，[②] 异地就医数量如此巨大，说明患者在参保地获得适宜医疗资源的机会较少，并向省内和省外优质医疗资源集中地流动。从实践情况看，异地就医主要集中在省会城市和北上广深等一线城市。需要说明的是，以上人次仅为异地住院人数，尚不包括门诊异地就医人次以及尚未开通异地就医

① 2021 年我国卫生健康事业发展统计公报 ［EB/OL］.（2022-07-22）［2022-09-13］.http：//www.nhc.gov.cn/guihuaxxs/s3586s/202207/51b55216c2154332a660157abf28b09d.shtml.
② 国家医疗保障局.2020 年全国医疗保障事业发展统计公报 ［EB/OL］.（2021-06-08）［2022-01-20］.http：//www.nhsa.gov.cn/art/2021/6/8/art_ 7_ 5232.html.

结算平台的地区。异地就医现象的频繁发生，说明基层医疗服务供给不足，且伴随异地就医问题而来的是昂贵的交通、住宿、饮食等间接医疗费用，这进一步加剧家庭因病致贫返贫的风险。

三 个人医疗负担仍然较重，因病致贫返贫风险仍未消除

"看病贵"问题是新医改需要重点解决的顽疾之一，尽管随着医疗卫生体制改革的推进，居民看病负担有所缓解，但个人医疗支付负担仍然较重，因病致贫返贫风险仍未消除。根据《2021年我国卫生健康事业发展统计公报》，2021年全国卫生总费用初步推算为75593.6亿元，其中，政府卫生支出20718.5亿元，占27.4%，社会卫生支出33920.3亿元，占44.9%，个人卫生支出20954.8亿元，占27.7%，个人卫生支出占比仍然处于较高水平。此外，根据第六次全国卫生服务调查统计公报，低收入人口中需住院而未住院的比例为26.2%，其中61.1%的患者是由于经济原因而未能住院[1]，因病致贫返贫风险仍然存在[2]。此外，根据国家医疗保障局（简称"国家医保局"）2019年数据，我国职工医保政策范围内三级医院住院费用报销比例为85.2%，实际住院费用基金支付75.6%，个人需负担24.4%，居民医保政策范围内三级医院住院费用基金支付68.8%，实际住院费用基金支付59.7%，个人负担比例为40.3%，[3]居民个人自付比例（尤其是农村居民自付比例）仍然较大，且有约10%的医疗费用处于报销范围之外，亟待完善。

---

① 国家卫生健康委统计信息中心. 全国第六次卫生服务统计调查报告［M］. 北京：人民卫生出版社，2021：143.

② 朱铭来，谢明明. 完善我国重特大疾病医疗保障机制的思考［J］. 中国医疗保险，2022（1）：21-24.

③ 国家医疗保障局. 2019年全国医疗保障事业发展统计公报［EB/OL］.（2021-06-24）［2022-01-20］. http：//www.nhsa.gov.cn/art/2020/6/24/art_7_3268.html.

第二节　研究综述

一　医疗卫生体制发展历史与基本内涵研究

改革开放后，医疗卫生体制改革始终是我国经济社会发展的重要内容之一。第一阶段是 1985 年开始的"放权让利"老医改阶段，这一阶段的目标主要是减轻政府财政负担，搞活医院经营体制[①]。老医改完成了公立医院收入机制的转变，却带来新的社会矛盾，群众"看病难、看病贵"的现象突出。第二阶段，也就是自 2009 年开始，为解决"看病难、看病贵"问题，以"回归公益"为宗旨的新一轮医疗卫生体制改革[②]。对于新医改，有学者用"一个目标、四大支撑体系、八大运行机制、五项重点改革"来概括[③]，其中五项重点改革包括加快推进基本医疗保障制度建设、初步建立国家基本药物制度、健全基层医疗卫生服务体系、促进基本公共卫生服务逐步均等化以及推进公立医院改革试点。此外，也有学者以 2016 年印发的《"健康中国 2030"规划纲要》为分界，将自此以后的发展称为"健康中国建设战略新阶段"[④]。2016年 8 月，全国卫生与健康大会提出了构建分级诊疗制度、现代医院管理制度、全民医保制度、药品供应保障制度、综合监管制度五项基本医疗卫生制度，进一步明确了我国医疗卫生体制的内涵。

[①] 宋琳. 中国医疗卫生体制改革的回顾与反思——国家转型视阈下的审视 [J]. 中国市场，2012（31）：143-144.

[②] 杜创，朱恒鹏. 中国城市医疗卫生体制的演变逻辑 [J]. 中国社会科学，2016（08）：66-89+205-206.

[③] 许梦博，任倩倩. 新医改方案的内容解析及其对策思考 [J]. 医学与社会，2010（04）：61-63+66.

[④] 王虎峰. 中国医改 10 年历程回顾与未来展望 [J]. 中国医院管理，2019（12）：1-5.

二 医疗卫生体制改革难点、重点与热点研究

医疗卫生体制改革，一路以来，荆棘丛生。当前医疗卫生体制存在的主要问题表现为，分级诊疗体系尚未完成，初级卫生保健体系缺乏，城乡之间、地区之间医疗资源不能合理配置[①]；医保多元付费方式尚未成熟，医保不能在三医联动中发挥主动作用，难以有效控制医疗费用，引导医疗服务行为和质量[②]；公共卫生与疾病预防体系不健全，医患利益共同体尚未建立，疾病预防职责和疾病诊疗职责存在一定冲突[③]；医疗服务主体单一，民营医疗服务能力不足，社会政策支持体系也存在一定不公平门槛[④]；医生薪酬体系与编制管理方式有待完善[⑤]；等等。以上问题也成为当前医疗卫生体制改革的难点。分级诊疗体系深入推进[⑥]、医保支付方式改革[⑦]、公立医院改革[⑧]、多层次医疗保障体系建设[⑨]等成为文献研究的重点和热点。此

[①] 刘国恩, 高月霞, 许崇伟, 王丽娜, 王军, 邹俐爱, 姚丽平. 医疗机构分级诊疗价格机制研究 [J]. 中国卫生经济, 2014 (01)：45–47.

[②] 顾昕. 走向有管理的市场化：中国医疗体制改革的战略性选择 [J]. 经济社会体制比较, 2005 (06)：19–30.

[③] 王虎峰. 中国医改 10 年历程回顾与未来展望 [J]. 中国医院管理, 2019 (12)：1–5.

[④] 顾昕, 朱恒鹏, 余晖. "全民免费医疗"是中国全民医保的发展方向吗？——神木模式系列研究报告之一 [J]. 中国市场, 2011 (24)：7–11.

[⑤] 朱恒鹏, 昝馨, 向辉. 财政补偿体制演变与公立医院去行政化改革 [J]. 经济学动态, 2014 (12)：61–71.

[⑥] 李忠萍, 王建军. 分级诊疗体系中优质服务能力下沉决策与利益共享协调机制设计 [J/OL]. 中国管理科学, 2022 (08)：1–15.

[⑦] 刘琼, 程建新. 任务特征感知、科层借势与政府部门间合作过程——两个城市医保支付方式改革的案例分析 [J/OL]. 公共管理学报, 2022 (09)：1–10.

[⑧] 王朝才, 查梓琰. 公立医院改革提升了医疗卫生服务能力吗——基于财政投入的促进效应分析 [J]. 广东财经大学学报, 2022 (04)：100–111.

[⑨] 许飞琼. 中国多层次医疗保障体系建设现状与政策选择 [J]. 中国人民大学学报, 2020 (05)：15–24.

外，类似综合监管制度①等由于提出时间较晚，尚处于研究薄弱地带。

三　医疗卫生体制改革理论争议研究

与我国医疗卫生体制改革现实问题相伴随，理论纷争也从未中断。争论最为激烈的首先就是医改的市场化问题，批评者认为，将市场机制引入医疗卫生领域，会使"看病难、看病贵"问题更加凸显，加剧医患矛盾②；而支持者则认为当前的医疗市场是一种伪市场化，引入市场机制是未来医疗卫生体制改革的必然趋势。③ 在此大的争论下衍生了诸多次生争论，如关于公立医院改革，"政府主导派"认为应继续增强公立医院的公益性，保障充足的财政支持④；而市场主导者认为，应放开医生编制，实现自由执业，用竞争的思维促进医疗服务水平的提升⑤。其次是补需方与补供方的关系问题。尽管当前很多财政资金都补贴在医院等方面，但补需方支持者认为，财政补助给予参保人和医保机构将更能降低医疗费用⑥。再次，关于医保模式的问题近年来重新进入学者视野，如 2022 年两会期间，全国政协委员、北京中医药大学教授张其成提交了关于逐步推进"全民免费医疗"的提案，部分学者还对全民免费医疗的划区组织、

① 曾波，罗乐宣，陈瑶，黄舜艳，曾华堂．深圳市建立医疗卫生行业综合监管制度的策略与启示 [J]．中国卫生政策研究，2019（12）：30-34．
② 李玲．北京大学中国经济研究中心医疗卫生改革课题组亲赴调研披露有关医改报告 [N]．中国青年报，2006-02-22．
③ 顾昕．新医改两面大旗：行政化和市场化的竞跑 [N]．21 世纪经济报道，2011-01-01（011）．
④ 李玲．中国应采用政府主导型的医疗体制 [C]．中国与世界观察，2005：169-175+225．
⑤ 顾昕．全球性医疗体制改革的大趋势 [J]．中国社会科学，2005（06）：121-128．
⑥ 王保真．加快医疗供给适应需求的步伐 [J]．中国社会保障，2016（10）：84．

分类实施、完善政策、加强管制、科学评价等方面进行了具体分析。[①] 最后，关于医疗卫生产品的属性，诸多观点认为医疗卫生服务属于准公共产品，认为"医疗领域天然是反市场的，这是医改市场化思维碰壁的根本原因"[②]。但也有以服务细分的视角进行属性划分的观点，将医疗卫生产品分为竞争性和排他性"双低"的公共产品，如疾病预防控制、健康教育和营养干预等，竞争性高而排他性低的公共产品，如预防接种、妇幼保健等，还有竞争性和排他性"双高"的产品（这类产品被称为私人产品），如一般的医疗保健与康复服务等。[③] 此外，还有关于医疗、医保、医药的关系协同问题，三者的角色功能与定位也是近年来研究的热点，研究主要集中围绕在"三医联动"的方式、方法等方面[④]。

四 医疗卫生体制改革国外经验借鉴研究

从互补论的角度讲，医疗卫生体制与改革的跨国比较研究十分必要[⑤]。这方面的研究有三种类型，首先，大而全的研究。如有学者选取英国、法国、德国、瑞典、泰国等 20 个国（地区）的医疗卫生体制进行了情况介绍[⑥]。其次，也有学者选取少部分国家如美国、日

① 马安宁，蔡伟芹，盛红旗，任国华，高倩倩，马桂峰，井淇，王岩，高雨. 新时代全民免费基本医疗的理论与路径探讨 [J]. 中国农村卫生事业管理，2019（01）：31-35.
② 李北方. 在新医改的背景下重新思考医德建设 [J]. 中国社会导刊，2008（15）：32.
③ 程晋烽. 中国公共卫生支出的绩效管理研究 [M]. 北京：中国市场出版社，2008：57-58.
④ 仇雨临. 中国医疗保障 70 年：回顾与解析 [J]. 社会保障评论，2019（01）：89-101.
⑤ 杜创，朱恒鹏. 中国城市医疗卫生体制的演变逻辑 [J]. 中国社会科学，2016（08）：66-89+205-206.
⑥ 蔡江南. 医疗卫生体制改革的国际经验 [M]. 上海：上海科学技术出版社，2015.

本、德国等进行重点分析①，或对金砖国家的医疗卫生体制进行分析②。最后，更多学者是从医疗卫生体制中的某一视角进行国际比较分析，如医疗保险模式选择③、医疗保险政策差异④、医疗保险筹资机制⑤、医疗保险支付方式⑥、退休人员医保缴费模式⑦、医疗保险给付管理、大病医保⑧、医疗救助⑨等。

五 国外医疗卫生体制改革研究

医疗卫生体制在国外也是改革的热点之一，但大多数实行局部改革，文献研究也多集中于某一领域。第一，医保支付方式与治理能力研究，如德国的医保如何通过支付方式实现主导核心地位⑩。第二，贫困人口医疗保险研究，如美国国会医疗法案改革中存在的低收入人群消费限制、筹资困境等⑪。第三，移民与偷渡者的医疗卫生保护问

---

① 周毅. 国际医疗体制改革比较研究［M］. 北京：新华出版社，2015.
② 姜立刚，王伟. 金砖国家医疗卫生体制对中国医改的启示［J］. 当代经济研究，2014（03）：38-41.
③ 顾昕. 社会医疗保险和全民公费医疗：医疗保障制度的国际比较［J］. 行政管理改革，2017（12）：63-70.
④ 刘国恩，葛楠，石菊. 医疗保险政策国际比较［J］. 中国药物经济学，2017（07）：29-31+37.
⑤ 朱铭来，陈妍，宋占军. 借鉴国际经验完善我国基本医疗保险筹资机制［J］. 中国医疗保险，2013（03）：67-70.
⑥ 王琬，吴晨晨. 医疗保险支付方式改革的国际经验及其启示［J］. 中国医疗保险，2017（12）：69-72.
⑦ 景日泽，徐婷婷，李晨阳，章湖洋，何亚盛，方海. 国际经验对我国退休人员医保缴费问题的启示［J］. 中国卫生经济，2016（10）：90-94.
⑧ 孙冬悦，孙纽云，房珊杉，董丹丹，梁铭会. 大病医疗保障制度的国际经验及启示［J］. 中国卫生政策研究，2013（01）：13-20.
⑨ 锁凌燕，冯鹏程. 医疗救助制度的国际经验及对中国的启示［J］. 中国卫生政策研究，2014（09）：9-13.
⑩ Jeffrey Braithwaite et al.. Healthcare Systems，Future Predictions for Global Care［M］. CRC Press，2018.
⑪ Michael E. Porter Clemens Guth. Redefining German Health Care：Moving to a Value-Based System［M］. Springer Heidelberg Dordrecht London New York，2012.

题，如许多加勒比移民进入美国后面临没有身份证件、没有医疗保险的困境，政府应予以重视①，移民的医疗保障问题也在诸多国家产生影响。第四，医疗体制中的政府与市场边界问题，如英国医疗卫生体制的内部市场化问题、美国商业保险与政府保险关系问题、医疗领域中的政府购买服务问题等，各国近年来的改革热点均努力在寻找医疗卫生领域中政府与市场的最佳结合点②。此外，也有诸多学者和国际组织对中国的医疗卫生体制改革产生兴趣，如美国总统医改资深顾问提出，应加强中国基层医疗服务力量发展，也有如世界银行等机构在最新的中国医疗卫生体制报告中提出应允许合格的民营医疗机构提供经济有效的卫生服务③等观点。

六 文献简评

前人文献在医疗卫生体制与改革的基本历程、问题症结、关键制度安排等方面均作出了有益的积累和贡献。研究薄弱点在于如下几方面。第一，对国外医疗卫生体制的研究以基本面的状况介绍为主，鲜有探究该国医疗卫生体制形成的原因以及其赖以生存的经济社会环境，这就使人无法判断国外医疗体制经验是否适用于我国。第二，医疗卫生体制主体繁多，既有文献对国外医疗卫生体制的研究多有侧重，从某一方面制度入手进行研究，导致医疗主体间的协同机制研究薄弱，而"医疗、医保、医药"等主体的协同联动正是当前医改中的难点。第三，数据不够翔实。我国对国外医疗卫生体制的研究从

---

① Donald A. Barr. Introduction to US Health Policy: The Organization, Financing, and Delivery of Health Care in America [M]. Johns Hopkins University Press, 2016.

② Ian Greener. Healthcare in the UK: Understanding Continuity and Change [M]. Policy Press, 2008.

③ 世界银行集团，世界卫生组织，财政部，国家卫生和计划生育委员会，人力资源和社会保障部. 深化中国医药卫生体制改革 建设基于价值的优质服务提供体系 [M]. 北京：中国财政经济出版社，2021.

20 世纪末便已开始，但国外医疗卫生体制状况的国内知晓度仍有欠缺，主要原因在于既往文献中的数据考证不足，如以商业型医疗保险体制著称的美国，却鲜有文献提供其商业型的数据依据，如公立、私立医疗保险类型的占比等。第四，对国外医疗卫生体制共性总结以及理论提升不足。既往文献多关注国外医疗卫生体制的差异，甚或不同医疗模式下的绩效对比，但对不同国家医疗卫生体制的共性规律提炼不足，使国外经验难以提炼出理论性结论，从而在一般意义上回应我国医疗卫生体制争议，并指导改革实践。

第三节　研究设计

一　创新之处与研究意义

基于既往研究文献的不足，笔者期望能推动我国在深化医疗卫生体制改革的关键时期拨云见雾、厘清思路。本书力图实现的创新贡献包括如下几点。

第一，作出全视角的国别研究。医疗卫生体制具有系统关联的复杂性，即医疗卫生体制牵涉医疗服务供给体系和医疗服务筹资体系两大体系，涉及政府、市场、社会组织和个人等多个主体，并且对医疗卫生体制的探讨还难以脱离具体的政治、经济、历史、文化甚至地理环境，片面的研究无法使读者了解其真实的存在状态。因此，本书对医疗卫生体制与改革状况的梳理，尤为注重整个医疗卫生体制的介绍，并对其存在的经济社会环境进行分析，使读者能够全面了解典型国家的医疗卫生体制状况及其所处的国别环境，防止管中窥豹现象的发生。

第二，作出融合发展经验和改革趋势的国别研究。典型国家的医疗卫生体制因独有的特点被各类文献解读，给诸多读者留下了较为深刻的印象，但往往容易强调差异性，而对国际经验的借鉴其实更看重不同医疗体制下的共同性，这样才能形成学习借鉴的基础，因此本书在国别研究后专题总结了国际医疗卫生体制经验。此外，各国的医疗卫生体制也并非僵化的，也正在以不同的步伐进行改革，有些改革可能使原有的刻板印象发生了巨大变化，因此，在国别研究中融入改革趋势研究，能够使读者更加了解典型国家医疗卫生体制变化和完善的方向，了解他国国民和医疗卫生体制管理者所思所想，避免盲目照搬照抄，并促进中国找出捷径，跟上国际医疗卫生体制的发展前沿。

第三，作出更为规范的医疗卫生体制国别研究。笔者也曾阅读过诸多关于医疗卫生体制国别研究的文献，但总存在或多或少不规范之处，如文内数据无出处；或部分数据为作者估算数据，但未交代估算的依据；或者数据陈旧，但在医疗卫生体制的快速发展中，数据早已发生较大的变化。这虽看似是个行文不规范的小问题，但直接影响文章观点的可信度，使读者无法根据数据得出自己的结论，从而使数据丧失了其原本的意义，而数据又恰是当前文献最为匮乏的内容，影响了文献质量。如认为美国市场化主体在医疗卫生体制中占据主导，但事实上不管是医疗服务还是医疗保险都是政府和非营利性组织占据主要部分。再如妄下结论，或不依托数据直接得出结论，或根据个人主观偏好得出结论。例如部分文献对新加坡储蓄账户模式的批判、对英国医疗服务效率的批判等，而实际上这些问题已经被改善。因此，本书致力于找到充足的一手数据、官方的或较为权威的智囊机构，使医疗卫生体制的梳理更为具象，能够让读者根据数据对本书结论进行评判。

本书研究目的在于，理论方面，结合我国 10 余年医疗卫生体制改革历程政策和实践的梳理，以国际医疗卫生体制一般性经验为参照，回答我国医疗卫生体制改革路径的正确性与否问题。通过医疗卫生体制一般性国际经验回应我国医疗卫生体制改革中的若干理论问题，如医改的政府导向和市场导向问题、基层医疗服务和医院医疗服务的关系问题、医疗保障待遇水平问题、医改中的市场竞争机制建设问题、政府主体和医院的管办关系问题、我国医疗卫生体制改革成效和方向问题等。实践方面，针对我国医疗卫生体制改革实践中的具体问题进行经验借鉴，并提出相关政策建议，从而促进我国医疗卫生体制改革符合国际基本规律。

国际比较研究对推动医疗制度与政策改革的意义重大。首先，在理论层面，从医疗卫生体制国际事实的基本规律出发，规避了理论争议的主观价值合理性争论，树立了医改发展理论争议的事实参考标杆，在一定程度上建立了医疗卫生体制发展经验的理论经验。其次，在实践层面，基于医疗卫生体制基本经验，提炼了医疗卫生体制改革必须遵循的共性内涵，避免了因国情不同而导致对可否借鉴的不确定性，同时，对医疗卫生体制异质性内容和国情关系的研究，发现了我国医疗卫生体制可自主发展的空间，避免了国际经验借鉴的盲目性。最后，根据医疗卫生体制的基本经验，更容易发现当前医改政策的薄弱之处，为进一步深化改革提供有效的经验借鉴。

二 研究思路

基于既往研究和力图实现的创新之处，全书拟遵循"典型国家样本分析—横向比较与经验总结—我国改革方向评估与现存问题—理论回应与政策建议"的研究路线，通过探究典型国家医疗卫生体制的措施为以上医改问题和争论提供经验借鉴。全书写作架构大致分为四个部分（见图 1-1）。

第一部分：医疗卫生体制国别研究。分别对美国、英国、德国、新加坡四国的医疗卫生体制进行系统梳理，以作为不同医疗卫生体制模式的代表。在典型国家选取依据方面，主要考虑美国、英国、德国和新加坡不仅是医疗保障方面的典型代表（分别为商业医疗保险模式、国家免费医疗模式、社会医疗保险模式和中央公积金模式），并且在医疗服务模式上也拥有鲜明特点［分别为国家医疗服务体系模式、市场医疗服务模式、混合医疗服务模式（德国和新加坡混合模式不同）］，四国医疗卫生模式涵盖了当前全球医疗卫生体制的主要模式①，且均在本国取得了较高的满意度，因此对医疗卫生体制主要规律的梳理主要依据美国、英国、德国、新加坡四国。在国别内容方面，主要包括样本国家医疗卫生体制的国情环境、发展历史、运行机制、主要特色、存在的问题和发展趋势等方面，其中国情环境和运行机制是体制机制梳理的重要内容，分别从医疗卫生体制内外两个维度进行分析，以实现宏观分析和微观分析相结合的效果。一国的医疗卫生体制是其政治、经济、社会、历史、文化等各方面综合产物②，都有支撑其存在的价值观、伦理观，取决于不同国家的国情③。国情环境方面，主要通过国家自身的政治、经济、文化、社会、历史、地理等因素对其医疗卫生体制的形成原因进行分析，外部视角的分析意义在于告诉我们能否借鉴，因为若离开了具体的外部生态环境，医疗卫生体制的具体内容再好也很难运用于别国。内部运行机制主要涉及医疗卫生体制的外延。2009 年《中共中央　国务院关于深化医药卫生体制改革的意见》，确立了中国新医改架构中的公共卫生服务体系、

---

① The Commonwealth Fund. International Profiles of Health Care Systems ［M］. London School of Economics and Political Science，2020.

② Mark Britnell. 寻找完美医疗卫生体系 ［M］. 胡琳琳主译. 北京：中国协和医科大学出版社，2017：序言.

③ 宁吉喆. 2013 中国经济社会发展形势与对策 ［M］. 北京：中国言实出版社，2013：363.

医疗服务体系、医疗保障体系、药品供应保障体系四大体系。由于医疗服务和医疗保障是整个医改体系的核心，分别扮演着医疗服务供给端和购买端的重要角色，担负着医疗卫生体制中"服务由谁提供"和"经费由谁承担"两个核心问题，① 因此，本书以医疗保障体系和医疗服务体系为医疗卫生体制研究重点。此外，管理服务体制涉及医疗和医保两个部分，本书将其单独列出，综上，本书医疗卫生体制运行机制主要包括医疗保障体系、医疗服务体系、管理服务机制三个方面的分析。内部视角的分析意义在于告诉我们能借鉴什么。由于国际比较部分需将中国情况纳入，以使国际比较更具感知性，因此，关于中国医疗卫生体制的国别情况也在该部分论述。

第二部分：医疗卫生体制比较与经验总结。首先，通过横向比较，对典型国家医疗卫生体制进行专项对比，包括医疗服务供给比较，如分级诊疗模式、医疗服务资源供给状况（卫生技术人员数、床位数、公私医疗机构占比等）、医药分业状况；医疗保障制度比较，如保障模式、筹资模式、付费模式、待遇水平等；医疗卫生体制管理架构，如政府管理部门职能分工状况、准政府公共部门管理职责、行业自治组织状况等；绩效比较，如医疗卫生支出、国民健康寿命、国民满意度等。通过横向比较及数据佐证，进一步明晰典型国家医疗卫生体制的异同。其次，进行一般性规律总结。通过典型国家医疗卫生体制的比较，梳理异同之处，对同质性经验进行总结，形成医疗卫生体制的一般性经验，对异质性内容进行原因分析，描绘医疗卫生体制可根据国情特色灵活管理的范围。

第三部分：国际经验视角下我国医疗卫生体制改革评价与问题发现。结合我国 10 余年医疗卫生体制改革历程政策和实践的梳理，以

---

① 李蕾，李靖宇，刘兵，乔晗. 医疗卫生服务模式与资源配置的国际比较 [J]. 管理评论，2017（03）：186-196.

国际医疗卫生体制一般性经验为参照，回答我国医疗卫生体制改革路径的正确性与否问题。梳理我国医疗卫生体制改革面临的具体国情，以国际医疗卫生体制异质性差异范围，总结我国应该且可以根据自身国情灵活设置的管理形式。此外，该部分将进一步明确我国医疗卫生体制存在的紧迫问题。

第四部分：医疗卫生体制国际经验借鉴。一方面，通过医疗卫生体制一般性国际经验回应我国医疗卫生体制改革中的若干理论问题，如医改的政府导向和市场导向问题、基层医疗服务和医院医疗服务的关系问题、医疗保障待遇水平问题、医改中的市场竞争机制建设问题、政府主体和医院的管办关系问题、我国医疗卫生体制改革成效和方向问题等。另一方面，针对我国医疗卫生体制改革实践中的具体问题进行经验借鉴，并提出相关政策建议。

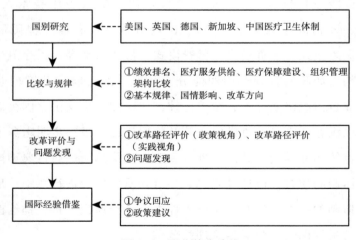

图 1-1　写作技术路线

三　概念界定

由于社会各界关于"医疗卫生体制"的相关用词尚不统一，在此作一说明和澄清。首先，关于"医疗卫生体制"和"医药卫生体制"的区别。我国 1985 年老医改被称为"医疗卫生体制"改革，2009 年新医改被称为"医药卫生体制"改革，此次医改主要意在强调"药"在此轮医改中的重要地位，因此特意使用了"医药卫生体制"的概念，但改革涉及内容基本一致，且由于仍有大量人士习惯沿用"医疗卫生体制"一词，因此全书仍然沿用了"医疗卫生体制"的称谓。其次，"医疗卫生体制"和"医疗卫生制度"、"医疗卫生体系"的区别。这三个概念在文中均有出现，笔者将其按外延大小进行区分，"医疗卫生制度"指具体的、单一的、具有明确指向的专项内容，如医保封顶线制度、药品零差价制度等，"医疗卫生体系"是指由多项"医疗卫生制度"构成的某一方面体系，如由家庭医生制度、强制转诊制度、医保付费制度等构成的"分级诊疗体系"，"医疗卫生体制"则是最为宏观的概念，指由多项"医疗卫生体系"构成的某一国家或地区的整套体制，如 2009 年《中共中央 国务院关于深化医药卫生体制改革的意见》，提出了由"公共卫生服务体系、医疗服务体系、医疗保障体系、药品供应保障体系"组成的四位一体的"医疗卫生体制"。但实践中"体系"与"制度"经常混用。如 2016 年 8 月，全国卫生与健康大会提出了构建分级诊疗制度、现代医院管理制度、全民医保制度、药品供应保障制度、综合监管制度五项基本医疗卫生制度，这五项制度实质上与 2009 年提出的四项医疗卫生体系并不冲突，而是从重点强调的角度提出了"医疗卫生体制"改革中的重点。

由于医疗服务供给、医疗服务筹资（医疗保障制度）、医疗卫生服务管理是研究的重要维度，在此也对以上三个词语加以说明。

医疗服务供给是医学检查、疾病诊治、康复护理等功能的直接提供者，包括医院、诊所等组织载体，也包括独立医学检查、药品、医疗耗材、护理、医务社工等辅助医疗行业，还包括医生这一最重要的人才队伍。医疗人才与辅助医疗行业或脱离于组织载体独立生存，或依附于组织载体共同生存。医疗服务供给体系扮演着产品"卖方"的角色，从单纯的市场均衡理论出发，其地位取决于产品市场完全竞争的程度，但从大多数国家的实际现状看，由于医疗人才、医学技术等资源的稀缺性，医疗服务供给体系的地位一般不会太弱。医疗服务供给体系从层级方面可以分为初级卫生保健体系和基本医疗服务体系。初级卫生保健体系，是世界卫生组织于 1978 年在阿拉木图召开的国际初级卫生保健大会上提出的概念。《阿拉木图宣言》给初级卫生保健下的定义是：初级卫生保健是依靠切实可行、学术上可靠又受社会欢迎的方法和技术，通过社区的个人和家庭的积极参与普遍能享受的，并在本着自力更生及自决精神在发展的各个时期群众及国家能够负担得起的一种基本的卫生保健。在我国，初级卫生保健体系负责提供基本公共卫生服务，以及常见病、多发病的诊疗、护理、康复等综合服务，并受县级卫生计生行政部门委托，承担辖区内的公共卫生管理工作，负责对村卫生室、社区卫生服务站的综合管理、技术指导和乡村医生的培训等，其组织载体主要包括乡镇卫生院、社区卫生服务中心（站）、村卫生室、医务室、门诊部（所）和军队基层卫生机构等。基本医疗服务体系，主要是指提供基本医疗服务、急危重症和疑难病症诊疗，承担医疗卫生机构人才培养、医学科研、医疗教学等任务，以及法定和政府指定的公共卫生服务、突发事件紧急医疗救援等内容的服务体系，主要由各类综合性和专科性医院组成。

医疗服务筹资（医疗保障制度），主要指医疗服务的费用由谁埋单？通常费用来源包括三个方面——政府财政、个人付费、社会付费（医疗保险、医疗慈善等）。一方面，医疗服务付费（筹资）者需面向参保者建立稳定且合理的筹资体系，使医疗保险在没有逆向选择、道德风险，且能有效减轻患者医疗负担的前提下维持可持续发展；另一方面，医疗服务付费（筹资）者面向医疗服务提供者——医院、医生、药店等，需要建立具备导向作用和治理能力的付费体系，以使医疗服务提供者能够在资金的引导作用下提供高效且优质的医疗服务。由于这一方面的功能，医疗服务付费（筹资）者与医疗服务供给者常常成为互相合作又互相博弈的主体。一般情况下，医疗服务付费（筹资）者与医疗服务供给者由不同的主体构成，但在美国等地区也逐渐出现医疗服务付费（筹资）者与医疗服务供给者合二为一的状况。除了筹资体制、付费方式外，医疗服务付费（筹资）体系中还有一个重要的问题，即政府财政、个人付费、社会付费的三者付费比例，这一问题涉及国家的医疗卫生付费（筹资）体系的有效性。当今，尽管医疗卫生体制不同，但减轻个人付费压力、增强社会付费承载能力、减轻政府负担逐渐成为共识。

医疗卫生服务管理，主要涉及宏观上医疗卫生的政府管理体制、行业管理体制，以及微观上医院和医生的管理服务机制，如对医生的管理方式不同会极大地影响医疗服务供给的形式，对医院的定位和分级会对分级诊疗体系以及市场竞争环境产生显著影响。我国沿袭了计划经济时期较为全面的政府全面管理医疗卫生机制，因此管理机制的改革对我国医疗卫生事业的发展也具有重要作用。

四　研究方法

全书以文献分析法为研究方法，数据以官方数据和权威机构调查数据为主。国际组织方面主要涉及世界卫生组织数据库、经济合作与发展组织数据库、世界银行数据库等。国别数据主要来源于美国卫生和公共服务部、美国医院协会、美国医保中心、英国卫生和社会关怀部、英国国民健康服务管理部门（NHS England）、德国卫生部、德国联邦联合委员会、德国法定医疗保险协会、新加坡卫生部、新加坡中央公积金管理局、中国卫生健康部门和医疗保障部门等。此外，还有大量数据来源于权威数据调研机构，如美国凯撒基金会、英国联邦基金会、全球行业统计数据网等。

第二章 美国医疗卫生体制：外部环境、内部机制与改革趋势

美国作为全球经济总量第一的大国，在诸多方面引领世界各国经济社会改革的步伐，唯独在医疗卫生体制领域实行独一无二的市场化医疗卫生体制模式，至今没有其他发达国家能够完全模仿。

第一节 美国医疗卫生体制发展历史与外部环境

一 美国医疗卫生体制发展历史

美国医疗卫生体制的发展历史中，医保模式和医疗服务模式改革均吸引了广泛的关注，尤其是管理式医疗在改革中获得较大推广，并在医保改革和"费用控制"的背景下不断创新，在此过程中，难点在于医保改革。因此，发展历史主要围绕政府和市场在医保中扮演的角色进行调整。

（一）市场化自由发展时期

美国是信奉自由主义最为彻底的国家之一，对市场机制有着天然的喜爱，医疗卫生体制包括服务供给（卖方）和资金筹集（买方）

均交由自由选择的市场机制承载。① 商业型的医疗保险早在 19 世纪末便已出现，② 而预付式医疗保险可追溯到 20 世纪 30 年代的经济大萧条时期。在经济危机影响下，个人支付医疗费用的巨大压力逐渐成为显著的社会问题。1929 年，得克萨斯州贝勒（Baylor）大学副校长金博尔（Justin Ford Kimball）统计了当地 1500 名教师的医疗费用，加上利润后计算出了每位老师每月缴纳 50 美分，即可享受在所属的得克萨斯浸礼会纪念疗养院免费住院 21 天的待遇。该做法得到了民众的广泛认可。到 1939 年，缴费人数已达 300 万，这一医疗保险措施也有了自己的名字"蓝十字计划"，随后，在"蓝十字计划"的基础上又增加了门诊保障的蓝盾计划。③ "蓝十字蓝盾计划"一直到今天依然是美国商业医疗保险覆盖人数最多的市场部门，覆盖了 24%的商业医疗保险人口④。由于双蓝计划保障范围的有限性，1929 年，罗斯（Donald E. Ross）和洛斯（Clifford Loos）两位医生在洛杉矶成立了罗斯-洛斯（Ross-Loos）联合诊所，并向水利和能源部门的工人及家属、洛杉矶的工人出售医疗保险，居民缴纳医疗保险费用后便可以享受免费的医疗服务，包括疾病预防和疾病治疗。此时，管理式医疗随着医疗服务费用预付制的应用也开始建立。

（二）政府兜底性介入医疗卫生体制时期

第二次世界大战之后，美国需要面对大量的伤残军人医疗救治问

---

① 高芳英. 美国医疗保健服务体系的形成、发展与改革 ［J］. 史学集刊，2010（06）：10-17.

② 黄丞，许永国. 美国医疗保健经济演变历程及对我国启示 ［J］. 中国医院，2020（03）：19-21.

③ Marshall W. Raffel, Norma K. Raffel. The U. S. Health System：Origins and Functions ［M］. New York：Delmar publishers Inc，1994.

④ Alexander Kunst. Personal Health Insurance Provider in the U. S. 2018 ［EB/OL］.（2020-07-06）［2022-01-03］. https：//www. statista. com/forecasts/805808/personal-health-insurance-provider-in-the-us.

题，而商业型的医疗保险对军人并没有任何优惠，且当时的医疗服务也存在供给不足的问题。1946 年，美国成立退役军人卫生管理局，先后建立了多家医院、社区诊所、护理医院、心理咨询服务中心等，为现役和退役军人提供免费医疗服务。此外，国防部军事卫生系统（MHS）向现役服务人员、退休人员及其家属购买了统一的、政府型的军人医疗保险，建立了由军事治疗设施提供的直接护理网络和被称为军人医疗系统（TRICARE）的购买护理网络，以保障军人及其家属的医疗权益。到 1965 年，美国又通过面向老年人和残疾人的联邦医保（Medicare）法案和面向贫困人口的医疗救助（Medicaid）法案，开启了美国政府正式介入医疗保险事务的时代。政府医疗法案通过后，美国开始面临医疗费用巨额增长的问题，面对此种情况，共和党尼克松总统签署了《健康维护组织法案》，以法律的形式确定了管理式医疗的法律地位，从而鼓励管理式医疗的快速发展，以达到控制医疗费用上涨的目的。这一时期，美国政府直接介入医疗服务和医疗保险事务中，但政府角色以"补缺型""兜底型"职能为基本定位。

（三）"全民医疗保障"探索与改革时期

由于实行以自由参保为主体的保险模式，到了 20 世纪 90 年代，美国仍有约 15% 大概 3700 万人口未被医疗保险体系覆盖，成为发达国家中唯一未实现全民医保的国家，受到众多非议。哈佛医学院与剑桥健康联盟进行的一项研究表明，每年有近 4.5 万人因缺乏患者健康保险而死亡，与有私人保险、有工作的美国人相比，没有保险、没有工作的美国人的死亡风险大约高出 40%。为解决覆盖面问题，1993年，民主党克林顿总统成立"国家医疗改革特别工作组"，欲为 65岁以下没有医疗保险的人群通过政府补贴或雇主补贴的方式缴纳保险费用，却以失败落幕。2008 年，奥巴马上台后再次将医疗作为改革先锋，并于 2010 年 3 月 23 日出台了《患者保护与可负担医疗法案》，希望通过规定强制购买医保的方式实现美国全民医保的梦想。在此法案的推动作用下，美国未参保人口也从 2010 年的 16% 降至 2017 年的 12.8%，① 此法案成为自 1965 年医疗保险和医疗补助计划通过以来美国医疗保健系统最重要的医保改革法案。在取得成功的同时，奥巴马医改也触及中产阶级、资本家、保险公司的利益，并因其限制市场自由、增加财政负担而饱受社会各界诟病。② 到 2017 年特朗普上任后，其签署的第一条行政令即限制"奥巴马医疗法案"的运行，并获得众议院通过，改革的主要内容包括废除强制参保、改变补助机制和改革医疗救助三个方面，再次强调了市场调控、个人利益优先的制度理念。在全球新冠疫情的影响下，美国医保也受到巨大冲击，无医保人群的社会问题更加凸显。拜登执政后，政府重新开始恢复奥巴马医改的部分内容。美国"全民医疗保障"的步伐在政党更替中艰难前行。

二 外部环境对美国医疗卫生体制形成和发展的影响分析

（一）自由主义文化传统形成了有限政府基调

与欧洲相比，美国人将自我依赖、个人动机放在一个更高的道德层面，对政府在个人幸福承担的责任上非常慎重，强调个人自由高于政府的其他目标。③ 纽约大学社会学教授与英国皇家学院院士卢克斯（Steven Lukes）总结美国的个人主义是"平等的权利、有限的政府、自由放任、中立的裁判、平等的机会和个人自由"。④ 一方面，个人主义的文化传统可追溯到清教徒的教义宗旨。清教徒是创业精神的代

① CDC. National Health Interview Survey Early Release Program 2017 [EB/OL]. (2018-05-01) [2022-01-03]. https://www.cdc.gov/nchs/data/nhis/earlyrelease/insur201805.pdf.

② 邹武捷. 美国医疗保险改革分析——以奥巴马医改与特朗普医改对比为例 [J]. 中国保险，2020（03）：61-64.

③ 荣霞. 美国全民医疗改革：从克林顿到奥巴马 [D]. 南京大学，2014.31.

④ Martin Gilens. Why Americans Hate Welfare: Race, Media, and the Politics of Antipoverty Policy [J]. The University of Chicago and London，2013（04）：707-708.

言人，是美国早期的移民者和统治者，其所信奉的新教伦理对美国的资本主义精神产生了重要影响。他们认为人开创产业必须要禁欲和俭省节约，他们限制一切纵欲、享乐甚至消费行为，将消费性投入和支出全部用在生产性投资和扩大再生产上，他们认为不是纵欲和贪婪积累了财富，而是克制和禁欲增长了社会财富。如此，由政府提供全民的带有福利和救助性质的医疗保险便可能导致美国人的贪婪、耗损其奋斗和创业精神，这也是美国形成兜底性医疗卫生体制的重要因素。另一方面，个人主义也体现在美国民众对政府行为的不信任上。哈耶克认为政府的目标合理容易等同政府手段合理，对福利的依赖会逐渐演变为对政府极权的依赖，福利有可能成为政府管控的工具，从而限制自由。① 对于医保，人们也认为一旦医疗成为由政府提供的权利，人们会对政府产生依赖，将扼杀个人的独创性和主动性，动摇美国文化的基石。由凯撒基金会所做的民意跟踪调查显示，截至 2021 年 10 月，58% 的受访者对《健康改革法》持有好评，而 41% 的受访者对《健康改革法》普遍持不赞同意见。② 因此，不同于欧洲普遍认可医疗权益是民众的基本权利，在个人主义文化价值观影响下的美国，医疗是一项权利还是一项个人承担的责任，长期以来饱受争议，这也是美国是发达国家中少有的未建立全民社会医疗保险的重要原因。

（二）自由开放的市场经济繁荣了市场医疗主体

美国自 1776 年建国伊始，便选择了自由主义市场经济的发展模

① 弗里德里希·奥古斯特·冯·哈耶克. 通往奴役之路［M］. 王明毅，冯兴元等译；冯兴元，毛寿龙，王明毅统校. 北京：中国社会科学出版社，2015：140-150.
② KFF Health Tracking Poll：The Public's Views on the ACA［EB/OL］. （2021-10-15）［2022-01-03］. https：//www. kff. org/interactive/kff-health-tracking-poll-the-publics-views-on-the-aca/#？ response＝Favorable－－Unfavorable－－Don't％ 2520Know&aRange＝twoYear.

式，并享受着企业活力和市场效率为美国医疗卫生体制带来的巨大繁荣。19 世纪内战结束后，美国进入资本主义经济迅速发展的"黄金时代"，私有制经济在美国政治、法律制度下受到完备的保护。1975年联邦最高法院在戈德法布诉弗吉尼亚律师协会（Goldfarb v. Virginia State Bar）一案的判决中正式认定，需要专门学问的职业不排除在反垄断法之外[①]，即医疗服务行业也适用于反垄断法保护。因此，强调私人经济基础，成为美国现行医疗卫生体制"商业味"浓厚的重要原因。在此自由市场经济体制下，美国严格区分医疗卫生体制的产品属性，私人物品交由市场发展，准公共物品也区分生产环节和分配环节，尽最大限度将生产环节交由市场主体提供。在市场主体力量的推动下，医疗服务、医药产业、一般医疗保险作为私人产品发展，由诸多的私人医院和保险商提供，公共卫生和特殊群体（如军人、老年人、贫困人口等）的医疗保险被作为准公共产品，由美国政府购买服务或直接经办管理，如此，构成了美国医疗卫生领域以市场为主体的发展模式。市场化的经济环境催生了大量的医疗卫生市场主体，以医院数量为例，根据 2021 年最新数据，在美国 5141 家社区医院中非政府性医院达 4179 家（其中非营利性医院 2946 家，营利性医院 1233 家），占比达到 81%[②]，在医疗保险领域，商业医疗保险公司数量也达 5400 余家，覆盖了 34% 的美国人口[③]。市场化的经济环境影响是两面的，一方面市场的高效使美国收获了医药领域的新技术、新设备、新材料和新药品的领先位

---

① Barry R. Furrow, Thomas L. Graney, Sandra H. Johnson. Health Law［M］. West Group, St. Paul, MINN, 1997：621-623.

② AHA. Fast Facts on U. S. Hospitals, 2021［EB/OL］.（2021-01-10）［2022-01-03］. https：//www. aha. org/statistics/fast-facts-us-hospitals.

③ CMS. CMS Financial Report - Fiscal Year 2018［EB/OL］.（2018-11-15）［2022-01-03］. https：//www.cms. gov/Research-Statistics-Data-and-Systems/Statistics-Trends-and-Reports/CFOReport/Downloads/2018_ CMS_ Financial_ Report. pdf.

置；但另一方面市场的逐利性也带来了美国医疗保险的低覆盖率和低公平性，成为美国医疗卫生体制最受诟病之处。

（三）两党竞争和利益集团增添了独特的政治色彩

美国市场化的医疗卫生体制的一个巨大漏洞就是大量的未购买医保人群，奥巴马医改后，美国未参保人口比例降至 8.8%，但人口规模仍有 2930 万人，[①] 因此政治力量的影响也主要集中在该方面。

一方面，两党制使医疗卫生体制不断迭代、不断完善。一般来讲，民主党更加主张扩张医疗保险计划，扩大医疗保险覆盖面，而共和党往往对扩大覆盖面可能产生的问题发出批判。如民主党总统分别推动了老年人和残疾人的联邦医保、面向贫困人口的医疗救助，以及《美国平价医疗法案》草案的通过，通过增量的方式发展医疗卫生体制。而共和党总统则主要推出了《健康维护组织法案》《降低药品价格法案》等，通过控制医疗费用等减量方式减轻政府医疗负担。

另一方面，美国社会存在大量的行业协会，这些协会对内肩负着行业自律的职责，对外则肩负起维护会员利益和促进行业发展的职责，成为影响行业发展重要的利益集团。在医疗领域，利益集团更多，其中最有影响力的是医生、医院、医疗保险和制药行业，分别组成了美国医学会、美国医院协会、美国医疗保险协会以及美国药物研究和制造商协会。由于政府介入医保过多将减少利益集团的受益，因此在扩大政府介入医疗保险程度改革中，这些利益集团往往表现出强烈的反对态度，并通过赞助总统选举、

---

① U. S. Bureau of Statistics. National Health Interview Survey Early Release Program 2017 [EB/OL]. (2018-05-10) [2022-01-03]. https：//www.cdc.gov/nchs/data/nhis/earlyrelease/insur201805. pdf.

拉拢国会议员等各种形式，维护行业发展的利益。[①]

（四）悠久的结社传统造就了发达的非政府性组织

美国医疗卫生体制的一大特点就是社会组织的深度参与，非政府性非营利性医院达 2946 家[②]，占全部医院的 57%，非营利性医疗保险组织"双蓝组织"覆盖 24% 的商业医疗保险人口[③]，是非政府性医疗保险供应者中占比最大的机构，这一特点源于其独特的社会环境。1620 年，"五月花号"载着英国的一批清教徒到达北美，船上 41 名成年男子在登岸前签署了一份联合协议，俗称"五月花号公约"，开启了美国以志愿结社形成社会的历史时刻。在这种社会基调下，美国成为一个先有社会、后有国家的国度，联邦政府直到 1789 年才建立，民间自由结社管理会员事务的传统在联邦政府出现前便已出现，并沿袭至今。早期的非营利性组织主要是宗教机构运营的各类慈善组织，在 19 世纪末期，非营利性组织不断发展并走向成熟，现代化的基金会不断出现，非营利性组织也逐渐与宗教脱离，经济大萧条之后，罗斯福总统开始对经济进行全面干预，非营利性组织在这一时期获得了极大发展，尤其是医疗领域的非营利性组织大批出现，极大程度地减轻了当时政府的负担。美国非营利性组织先天肥沃的生存土壤，使非营利性组织在美国医疗卫生领域扮演着重要角色。一定程度上讲，将美国的医疗卫生体制比作"市场化"模式的代表并不准确，从运营主体性质角度讲，美国医疗卫生体制应是"非营利性组织"模式的代表。

---

① 丁建定，谢天. 试论美国医学会在医疗保障制度建立中的影响 [J]. 社会保障研究，2021（04）：105-111.

② AHA. Fast Facts on U. S. Hospitals，2021 [EB/OL].（2021-01-10）[2022-01-03] . https：//www. aha. org/statistics/fast-facts-us-hospitals.

③ Alexander Kunst. Personal Health Insurance Provider in the U. S. 2018 [EB/OL].（2020-07-06）[2022-01-03] . https：//www. statista. com/forecasts/805808/personal-health-insurance-provider-in-the-us.

第二节 美国医疗卫生体制内部
运行机制与主要特点

一 美国医疗卫生体制内部运行机制

（一）医疗服务供给机制

美国的医疗服务力量同其他国家一样，由全科医生和医院组成，但在供给形式上，管理式医疗的出现逐渐打破了原有的单一服务网络。[①] 各管理式医疗组织通过对横向、纵向医疗服务力量的笼络，在美国形成了多个相对独立的医疗服务供给圈。根据医院和医生选择自由度的不同，目前，美国主要形成了健康维护组织（HMO）、首选供应商组织（PPO）以及独家供应商组织（POS）等不同模式，约占全美医疗计划的3/4。管理式医疗合同的注册社区医院数量也不断上升，除了商业医疗保险，政府管理的联邦医保和医疗救助也基本采用了管理式医疗的服务模式。根据2018年全国管理式医疗登记数据，目前全美管理式医疗覆盖人口2.81亿人，首选供应商组织参加人数1.66亿人，健康维护组织参加人数0.95亿人，成为最热门的两类管理式医疗组织（见表2-1）。

表2-1 2018年美国管理式医疗登记情况

管理式医疗类型	参加人数
首选供应商组织（PPO）	16580万人
健康维护组织（HMO）	9480万人

[①] Camillo C. A. The US Healthcare System：Complex and Unequal [J]. Glob Soc Welf, 2016 (3)：151-160.

管理式医疗类型	参加人数
高免赔额健康计划（HDHP）	1560 万人
独家供应商组织（POS）	480 万人
总计	2.81 亿人

资料来源：MSOL. Current National Managed Care Enrollment ［EB/OL］.（2019－07－06）［2022－09－03］. https：//www. mcol. com/current_ enrollment。

由于管理式医疗将医疗服务的提供与医疗服务资金筹集紧密结合，因此管理式医疗为患者设定了全方位的医疗服务，包括疾病预防、就医管理和回顾性审核等，以降低医疗费用、提高医疗服务质量。首先，在疾病预防方面，管理式医疗组织提供健康评估与患病概率统计分析，包括个人生活习惯、健康状况、疾病严重程度，以及疾病概率在不同年龄、性别、地区之间的差别情况等。疾病预防先是提供疾病预防的信息或方法，然后是对现有疾病的预防提供药品，如发放预防心脏病复发的阿司匹林。为了吸引居民积极参与到疾病预防中来，除了宣传引导外，管理式医疗组织也通过经济手段进行激励，如对参与戒烟或减肥的居民给予一定的保费优惠。其次，在就医管理方面，参保人患病后首先会接触到管理式医疗的初级健康保健体系。在非急诊情况下，患者需联系自己的初级保健医生，由初级保健医生提供基本的医疗服务，需要转诊的由初级保健医生进行审核，并向管理式医疗组织申请。由于管理式医疗组织对初级保健医生的转诊次数有较为严格的限制，因此，转诊的审批较为严格。未经转诊而进行治疗的患者，很有可能不能得到管理式医疗组织的费用偿付（各管理式医疗组织管理不一）。急诊情况下或一小时以内未得到初级保健医生回应的情况下，患者可以直接到管理式医疗组织指定的最近或最优的急诊室就诊。此外，如果需要使用管理式医疗组织体系外的签约医生，则需要由患者或医生提出申请，由管理式医疗组织进行审核审批。最后，就诊或住院期间，管理式医疗组织的就医管理主要包括病案评估、与经治医生沟通治疗方案、规范临床治疗行为等，对于患者与医生对治疗方案、医疗费用有争议的患者或对治疗方案不放心的患者，管理式医疗组织还通过外部审核（第二医生）的方式，供患者参考治疗方案。患者就医发生的医疗费用，一般由医疗机构直接与保险公司进行结算，患者仅需承担自己需要缴纳的费用即可。

（二）医疗保障机制（医疗服务筹资机制）

美国的医疗保障机制由政府主办的社会保险和市场/社会主办的商业保险构成。社会保险主要包括联邦医保和医疗救助，两项均无须缴费，但只有缴纳过工资税或符合低收入人群标准的方可享受。商业医疗保险可通过单位购买或自己直接购买，2020 年，商业医疗保险覆盖人数占比超过六成（见表 2-2）。[①] 商业医疗保险支付费用比例接近 1/3，是美国医疗服务资金的主要来源和医疗保障机制中的主体；其他联邦医保占 22%；医疗救助占 16%；其他政府医保项目占 12%；自费占 10%；其他私人医疗保险占 7%。[②]

---

① US Census Bureau. Health Insurance Coverage in the United States：2020［EB/OL］. （2021-11-16）［2022-01-03］. https：//www.census.gov/content/dam/Census/library/publicatio ns/2021/demo/p60-274.pdf.

② CMS. CMS Financial Report-Fiscal Year 2021［EB/OL］. （2021-11-14）［2022-01-03］. www.cms.gov/files/document/cms-financial-report-fiscal-year-2021.pdf.

表 2-2 2020 年美国健康保险按人口覆盖比例

单位：%

保险类型	保险来源	人口覆盖比例
商业医疗保险	基于就业购买的商业医疗保险	54.4
	个人直接购买的商业医疗保险	10.5
政府医疗保障	联邦医保	18.4
	医疗救助	17.8
	军人医疗保险	3.7
未参保	未参保人群	8.6

资料来源：US Census Bureau. Health Insurance Coverage in the United States：2020 ［EB/OL］.（2021-11-16）［2022-01-03］. https：//www. census. gov/content/dam/Census/library/publications/2021/demo/p60-274. pdf。

美国政府主办的医疗保险主要面向老年人、残疾人、儿童、贫困人口、军人、印第安人等群体，对应的公共项目包括联邦老年人医疗保险、贫困人口医疗救助、军人医疗保障、政府职员医疗保障、儿童医疗保障和印第安人医疗保障等，此外，一些州还为低收入人群提供额外的保险计划。① 这些政府医疗保险中尤以联邦老年人医疗保险和贫困人口医疗救助最为重要。联邦老年人医疗保险是一项针对老年人（通常是 65 岁及以上的人）和某些残疾人的联邦社会保险计划。该保险由美国联邦政府管理实施，参加对象包括 65 岁及以上老年人、65 岁以下领取残疾社会保障津贴超过 24 个月者、肾脏透析者以及肌肉萎缩硬化症患者。资金来源主要靠 65 岁以下年轻人的工资税，税率是工资总额的 2.9%，由雇员和雇主各交一半。联邦老年人医疗保险是美国医疗系统中最大的单一付费方。贫困人口医疗救助是由联邦政府和州政府共同资助的，但在州一级管理，是涵盖某些极低收入儿

---

① Patient Protection and Affordable Care Act ［EB/OL］.（2020 - 03 - 23）［2022 - 01 - 03］. https：//www. congress. gov/bill/111th-congress/house-bill/3590.

童及其家庭的制度。贫困人口医疗救助类似于中国的医疗救助制度，由美国各州独立管理实施，主要申请对象包括各类贫困儿童、孕产妇、残疾人、老年人等，由联邦政府和州政府共同出资，其中联邦政府出资略高于 50%，州政府出资略低于 50%，主要用于支付贫困人口无力支付的医疗费用。

美国与大部分发达国家最大的不同，就是商业医疗保险在美国的医疗保险体系中占较大比重，成为美国民众医疗保障的主体。美国商业健康保险按照营销渠道不同，分为雇主为员工购买的团体健康保险和个人直接通过保险公司购买的健康保险两类。2018 年在美国进行的全球消费者调查结果显示，约 24% 的受访者选择双蓝组织（Blue Cross-Blue Shield）作为他们的健康保险提供商，"双蓝组织"成为第一大商业医疗保险服务商（见图 2-1）。[①]

（三）组织管理机制

美国的医疗服务和医疗保险统一被纳入卫生和公共服务部管理。卫生和公共服务部在全国分设 11 个分支机构，协助管理全国医疗卫生事务（见表 2-3）。部下属的医疗保险和医疗救助服务中心负责公共保险计划的管理，包括医疗保险、医疗救助、儿童医疗保障、少数民族医疗保障等事务。部下属的卫生资源和服务管理局负责对各类医院的管理，包括医院的规划设置和旧医院改造、登记注册医务人员的执照、监督检查医院质量及医院安全防护等，但不包括医院的具体运营管理。美国医院不论公立医院还是私立医院，均实行董事会下的院长负责制，实行独立运营，政府对医院具体事务不做过多干预，创造公立医院和私立医院平等的发展环境。

---

① Personal Health Insurance Provider in the U. S. 2018 ［EB/OL］. （2020-06-06）［2022-01-03］. https：//www. statista. com/forecasts/805808/personal-health-insurance-provider-in-the-us.

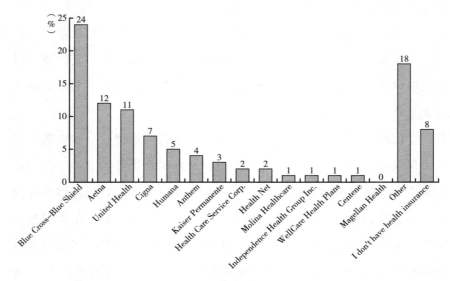

图 2-1 2018 年美国健康保险供应商覆盖人口比例

资料来源：Personal Health Insurance Provider in the U. S. 2018 ［EB/OL］. （2020-06-06）［2022-01-03］. https：// www. statista. com/forecasts/805808/personal-health-insurance-provider-in-the-us。

表 2-3 美国卫生和公共服务部内设机构

序号	机构
1	儿童和家庭管理局
2	社区生活管理局
3	医疗保健研究和质量机构
4	有毒物质和疾病登记处
5	疾病预防和控制中心
6	医疗保险和医疗救助服务中心
7	食品药品监督管理局
8	卫生资源和服务管理局
9	印第安人卫生服务
10	国立卫生研究院
11	药物滥用和心理健康服务管理局

除政府的行政管理外，美国医疗卫生体制的运行也得益于成熟且能量强大的行业协会。美国结社氛围浓厚，在医疗行业也成立了各种各样的非营利性行业组织，包括医疗人员协会、医疗教育协会、病人消费服务保护协会、医疗研究机构等，比较重要的有代表医生权益的美国医学会、代表医院发展的美国医院协会、代表医疗保险行业的美国医疗保险协会以及代表制药行业的美国药物研究和制造商协会。

美国医学会（AMA）成立于 1847 年，旨在维护医生法律权益，致力于推动医学向更平等的未来发展，消除妨碍患者护理的障碍，并应对公共卫生危机，目前已拥有会员 30 多万人、1087 名专职员工。[①]通过多年发展，美国医学会已渗透到医疗法律议案、医学行业标准、医学教育、执照管理、医学研究、医疗监管等各方面。美国医院协会（AHA）成立于 1898 年，是代表所有类型的医院、保健网络及其患者和社区并为其提供服务的重要组织，由 5000 多家医院、医疗保健系统、网络、护理提供者和几万名个人成员组成。美国医疗保险协会（AHIP）成立于 2003 年，该协会旨在制定并推动实施基于市场的解决方案和公共政策战略，以改善健康、可负担性和财务安全，从而使所有美国人都能获得负担得起的医疗保健服务，目前，美国 50 个州的超过 200 万美国人加入医疗保险联盟。美国药物研究和制造商协会（PhRMA）成立于 1958 年，致力于发现和开发可使患者寿命更长、更健康、更富有生产力的药物，自 2000 年以来，美国药物研究和制造商协会成员公司已投资超过 9000 亿美元用于寻找新疗法，该协会会员公司目前有 34 家，虽数量不多，但各个资金雄厚，大家熟知的诺华、辉瑞、强生、葛兰素史克、吉利德等均在其会员名单之列。

---

① 2018 AMA Annual Report［EB/OL］.（2021-01-10）［2022-01-03］.https://www.ama-assn.org/about/leadership/ama-annual-report.

二 美国医疗卫生体制主要特点

（一）自由选择的医疗卫生原则

美国的自由主义精神，在医疗卫生体制领域也得到充分彰显，以充分保障各主体医疗选择的自由。从参保人的角度来看，美国的参保人可以自由地选择所加入的商业保险公司，可以自由地选择自己的初级保健医生，即使在疾病诊治时也可以再次选择外部医生对就诊方案的评估；从医生的角度来看，美国的医生并不隶属于医院，可以签订协议的方式自由选择行医医院，甚至管理上也是由医师组成的委员会负责；从管理式医疗组织角度来讲，美国的管理式医疗组织可以自由地选择网络内的医生、医院、独立外科中心，以契约的方式提供医疗服务。这种自由选择的医疗卫生原则，深刻反映了美国社会的价值观对医疗体系的巨大影响。一方面，这种原则可以满足不同参保人的多元医疗需求，保障医生等医疗资源的市场流动，也有利于使商业保险公司的保费维持市场均衡，使医院等医疗服务主体提升服务质量。另一方面，这种自由选择的医疗卫生原则也导致美国很难有一个统一的医疗卫生制度安排，这也就是奥巴马医改法案受到多方抵制的重要原因之一。

（二）多元主体参与的医疗卫生体制

美国医疗卫生体制以非政府化运营模式特点著称，很多人却形成了营利性运营模式的印象。之所以有这样的印象，大抵是因为美国的医生全部市场化、自由行医，美国的医疗相关行业全部市场化、竞争性发展，美国的医院和医疗保险相比别国更多的是营利性企业主体，并相互竞争。而事实上，尽管有这些市场化因素存在，但美国的医疗卫生体制并非以营利性企业为主体，政府扮演的角色也并非小众。从医疗卫生体制中占主体地位的医疗服务供给和需求两大领域来看，在医院系统，公立非营利性医院占 19%，非营利性医院占 57%，私立营利性医院占 24%；[①] 在医疗保险领域，34.8% 的人参加政府主办的老年人医疗保险或医疗救助，24% 的人参加非营利性的双蓝计划。[②] 此外，政府还负担起公共卫生计划的实施。因此，营利性的组织并不是美国医疗卫生架构中的全部，而由政府、非营利性组织、营利性企业共同参与构成的多元化医疗卫生体制是医疗卫生各领域的承担主体。

（三）多层次的医疗卫生监管

由于参与医疗卫生体制的主体众多，因此，美国医疗服务处于层层监管之下，以保障医疗服务的规范性。首先，美国医学会为医生诊治服务编制了一整套"通用医疗程序编码"（CPT）和"医疗保健通用程序编码系统"（HCPCS），作为执业医师提供给患者的每项服务的编号。这套编码一方面记录了医生诊治行为，使医疗服务过程有据可查；另一方面也作为医疗保险的付费依据，有利于医疗保险付费者对医生医疗行为的监管。其次，美国契约与法律意识较强，患者与医生的医疗纠纷常常通过法律诉讼来解决，约 1/4 的案件获得了医疗赔偿，而平均赔偿金额达数万至数十万美元的水平。如果是医疗过失导致死亡的案件，赔偿金额则更高。尽管医疗诉讼的案件并非都判决医生赔偿，但只要有一次，医生的半生积蓄可能就耗费殆尽。因此，高昂的医疗赔偿金额使医生工作小心翼翼，当然，这也是大多数医生购买医疗责任险的重要原因。最后，医生的医疗过失行为和纠纷案件均会记入其医疗信用系统，患者可以公开查询医生的从医经历，在市场竞争的条件下，医生就必须维护好自身的医疗信誉，避免因污点而被

①　AHA. Fast Facts on U. S. Hospitals, 2021 ［EB/OL］. （2021 - 01 - 10）［2022 - 01 - 03］. https：//www. aha. org/statistics/fast-facts-us-hospitals.

②　US Census Bureau. Health Insurance Coverage in the United States：2020, page 5 ［EB/OL］. （2021 - 11 - 16）［2022 - 01 - 03］. https：//www. census. gov/content/dam/Census/library/publications/2021/demo/p60 - 274. pdf.

排除在医疗市场之外。

（四）管理式医疗成为主流的医疗卫生模式

为控制医疗费用的急剧上涨，医疗保险率先在偿付模式上作出了调整，从过往的偿付式医疗向管理式医疗转变。一方面，医疗保险组织的身份与功能发生转变。医疗保险从传统的医疗付费者角色转变成参保人健康管理者角色，医疗保险组织不仅承担病后医疗费用的直接支付，而且兼具疾病预防、诊治方案监督、医疗费用审查等多重功能，医疗保险组织从参保人经纪人的角色转变为协调参保人和医疗服务提供者的管理人角色，既要对患者的就医行为进行引导，也要对医生的就医行为进行监督。这与我国医疗服务供给和付费"供需分离"的管理理念是完全不同的。另一方面，医疗保险支付方式发生较大改革。医疗保险组织针对医疗服务发生的医疗费用，不再是直接按项目付费，而是采用按病种付费、按床日付费、按人头付费等多种方式的组合，使支付更加具有针对性和客观性。

第三节　美国医疗卫生体制存在的主要问题与改革趋势

一　美国医疗卫生体制存在的主要问题

"覆盖面、医疗费用和医疗质量"是长期以来美国医疗卫生体制发展和改革的核心主题，前两个方面主要涉及医疗保险体系，最后一个主要涉及医疗服务供给体系。

（一）未参保人群的医疗保险问题

美国是主要发达国家中唯一没有实现全民医保的国家，在奥巴马医改之前，未参保人群达到15%～20%，奥巴马医改法案实施后，要求所有公民强制性购买一份医疗保险，覆盖面问题得到较大改善，

2020 年美国未参保人口比例降至 8.6%。[①] 然而，一方面，"全民医疗保障"的目标尚未实现，另一方面，随强制性购买医疗保险的法案而来的就是政府支出的大额增长，包括政府补贴、医疗救助补贴等，而这些医疗费用则需通过增加中产阶级税收来完成，因此奥巴马医改在特朗普上台后便被叫停，美国取消了强制性购买医保的做法。长期来看，医疗保险未参保人群的问题仍将继续存在，主要原因在于一部分美国人不愿意引进全民医疗保险制度，他们认为这是一种损坏自由竞争、破坏个人责任的做法，并认为医保是个人私事。根据凯撒基金会的调查，40%的受访者对健康改革法普遍持反对意见便印证了这种观点。[②] 此外，美国的医保被认为是一项就业福利，个人不缴纳费用，大多是由雇主作为福利待遇和隐性工资提供的，与就业岗位密切相连，如果脱离了就业工资的支撑，贫困人口和失业人口则很难负担得起昂贵的商业医疗保险缴费。

（二）医疗费用居高不下问题

医疗费用的庞大规模和不断上涨是美国医改中的老大难问题，也是美国医疗卫生体制效率备受争议的原因之一。根据经济合作与发展组织（OECD）2021 年国别统计数据，美国医疗卫生支出已经飙升至3.2 万亿美元，占 GDP 的 18%，而经合组织 38 国的平均值是 8.8% 左右。人均医疗卫生支出更是达到 10948.5 美元，居各国之首（见图2-2）。[③] 然而，高额的医疗卫生支出并没有带来最佳的医疗效果。根

① US Census Bureau. Health Insurance Coverage in the United States：2020 ［EB/OL］. （2021-11-16）［2022 - 01 - 03］. https：//www. census. gov/content/dam/Census/library/publications/2021/demo/p60-274. pdf.

② KFF Health Tracking Poll. The Public's Views on the ACA ［EB/OL］. （2021 - 10 - 15）［2022-01-03］. https：//www. kff. org/interactive/kff-health-tracking-poll-the-publics-views-on-the-aca/#? response＝Favorable--Unfavorable&aRange＝twoYear.

③ OECD. Health spending ［EB/OL］. （2022 - 01 - 03）［2022 - 01 - 03］. https：//data. oecd. o rg/healthres/health-spending. htm.

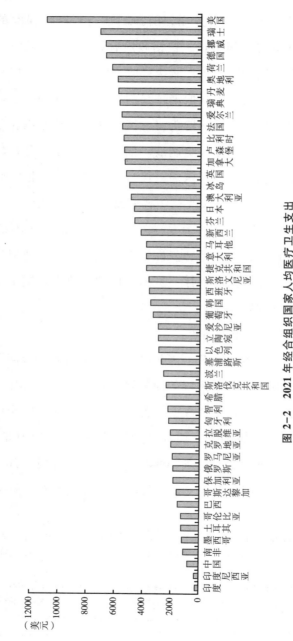

图 2-2 2021 年经合组织国家人均医疗卫生支出

资料来源：OECD. Health Spending [EB/OL].（2022-01-03）[2022-01-03]. https://data.oecd.org/healthres/health-spending.htm。

据世界卫生组织统计数据，美国当前平均预期寿命为 78.5 岁[①]，在世界排名仅为第 34 位，这与其排名靠前的卫生支出名次相差较远。2014 年，有组织曾对 11 个发达国家医疗保健系统进行比较，发现美国医疗保健系统在健康准入、效率和公平方面是最昂贵和最差的。[②] 此外，美国政府财政状况吃紧，国际贸易长期赤字，也加剧了政府对医疗费用的担忧。

（三）管理式医疗的副作用：对医疗自由和医疗质量的担忧

实行管理式医疗后，医疗费用的上涨势头得到有效抑制，并使大多医疗保险计划纷纷采取了管理式医疗的模式，但即使这样，医疗费用仍呈不断上涨的趋势，在管理式医疗控制医疗费用的效果还处于纷争之时，管理式医疗产生的副作用又抓住了人们的眼球。首先，管理式医疗对患者就医选择权的限制。由于需要遵从管理式医疗组织的就医安排，患者无法寻求到自认为最为优质的医生，无法报销保险覆盖外的药品等，对就医自由的限制是引发民众愤怒的主要因素之一。其次，管理式医疗内的医生也开始忍受不了管理式组织对他们的"指手画脚"，医生对患者治疗方案的独立决定权较弱，取而代之的是保险组织的最终认可，越来越多的医生开始退出管理式医疗组织。最后，对医疗费用的严格控制，让民众对医生是否能够提供高质量的医疗服务产生了不信任，事实上，确实有部分医生不再以病人是否满意为标准，而是以自己的诊疗方案是否能够获得管理式医疗组织的满意为标准。基于管理式医疗的诸多不完美，很多人又开始怀念偿付式报销的"比尔医生"时代。[③]

① WHO. World Health Statistics［EB/OL］.（2019 - 05 - 03）［2022 - 01 - 03］. https：//www. who. int/gho/publications/world_ health_ statistics/zh/.

② U. S. Healthcare：Most Expensive and Worst Performing. The Atlantic. June 16, 2014. Retrieved December 1, 2016.

③ 石磊玉，道格拉斯·A. 辛格. 美国医疗卫生服务体系［M］. 杨燕绥，张丹译. 北京：中国金融出版社，2018：12.

二 美国医疗卫生体制改革趋势

美国的医疗卫生体制成绩与问题并存，但总体来讲，大多数呈满意或比较满意态度。根据对 1980~1997 年出生的千禧一代 1172 名成年人的追踪调查，2018 年对医疗保健系统质量非常满意的占 29%，比较满意的占 50%，不满意和非常不满意的分别占到 15% 和 6%。[①]未来的发展主要受到民主党和共和党的不同观念制衡，改革进度也比较缓慢，主要围绕医疗费用成本、就医自由权、医疗质量等进行调整。就医自由、医疗质量和医疗费用看似是美国医疗卫生体制中独立的不同问题，但其实它们是医疗卫生"跷跷板"的两极，美国的医疗卫生改革犹如在平衡跷跷板，始终在医疗费用和医疗质量之间进行调整，这种调整也构成了美国医疗卫生体制改革的主线。

（一）加大政府对无医保人群的保障力度

由于特朗普医保法案推翻了相当部分的奥巴马医保法案，强制性购买医保条款被废止，美国当前部分人口无医保的问题将持续存在，医疗救助的财政压力将持续加大。此外，近年新冠疫情的持续蔓延，大面积的失业和工厂倒闭，使美国基于就业的商业医保主体受到巨大冲击，无就业即无医保现象成为美国医保制度在面对大规模灾难时最大的困境。疫情期间，不少失业人员丧失雇主购买的医保，昂贵的医疗服务及医保自付费用致使很多人放弃治疗，[②]使拜登政府重新恢复奥巴马医改中的相关措施，以加强政府在医疗保障中的责任，提高医疗保险的覆盖率。2021 年 6 月，最高法院驳回了以特朗普为代表的

① 哈里斯.2013 年至 2018 年美国千禧一代对医疗保健系统质量的满意度［EB/OL］.（2019-10-03）［2022-01-03］.https://www.transamericacenterforhealthstudies.org/docs/default-source/research/tchsmillennialreport2019_final.pdf.

② 张晓云，杜崇珊，李成威.美国百年医改的成败及其制度分析——新冠肺炎疫情下的美国医保之殇［J］.经济社会体制比较，2021（04）：149-160.

共和党人对《平价医疗法案》的诉讼，而为民主党人的拜登政府则开始修复奥巴马医改法案并加大对医保体系的干预力度，此举说明拜登政府重新加大政府在医疗保障中的责任。美国医疗卫生体制以"小政府"著称，但综观近半个世纪以来美国政府在医疗保障方面的做法，虽然屡屡受到挫折，但总的趋势是在加大政府医保责任，可以预见，加大政府在医疗卫生体制中的责任将是美国医疗卫生体制长期发展的方向。

（二）持续推动医疗费用控制方式创新

鉴于美国居高不下的医疗成本，对医疗费用的控制是民主党和共和党的共识之处。由于疫情的影响，拜登政府尚未就医疗费用控制方面制定新的举措，美国较大可能将沿用特朗普时期的医疗成本控制措施。主要改革的内容包括促进竞争、优化谈判、出台降低药品价格的激励措施、降低患者不必要的医疗支出等。首先，在促进竞争方面，包括防止制造商逃避监管，出台促进生物制品创新和竞争的措施，阻止医疗救助计划和医疗保险项目在私人市场上提高价格。其次，在药品谈判方面，加强联邦计划中基于医疗价值的采购试验，在医疗保险中允许列入更多的替代药品，以解决单一来源仿制药的价格上涨问题，改革医疗保险，使保险方在与制造商谈判时有更大的权力。再次，在药品激励方面，要求制造商在广告中加入价目表价格的评估，更新医疗保险的药品定价目录，以提高价格和仿制药的竞争能力。最后，在降低患者自付成本方面，通过列入关于药品价格上涨和低成本替代办法的信息，提高效益。

（三）加强医疗服务质量监督和引导

医疗服务质量是医疗卫生体制的底线，任何模式、任何改革均不能突破。由于管理式医疗带来的医疗服务质量压缩，人们对医疗服务质量的担忧逐渐增多，倡导从"管理式医疗"到"医疗管理"的改革方向逐渐被美国社会认可。在医疗费用的支付方面，美国也逐渐开始改革以往成本控制、总额预付等纯费用的控制方式，开始转向"以价值付费"的支付方式，即根据医疗服务质量和疾病诊断价值付费，突出医疗服务的质量导向和满意度导向。除此以外，管理式医疗对患者就医选择的限制，以及对医生的诊断行为限制将逐渐得以缓解，这将进一步加大患者的就医自由。短期内，美国将从医疗费用控制的一端转向提高医疗服务质量的一端，而这种转折一定程度上需要牺牲对医疗费用控制的力度。

第三章　英国医疗卫生体制：外部环境、内部机制与改革趋势

在注重市场效率、控制医疗费用的国际浪潮中，英国坚持政府负主责的国民健康服务体系，并将其作为最值得骄傲的国家名片。在国际社会担心其发展可持续性的同时，国民健康服务体系通过自身调适长期保持了较好的发展态势，创造了发达国家医疗卫生体制"大政府"奇迹。

第一节　英国医疗卫生体制发展历史与外部环境

一　英国医疗卫生体制发展历史

由于英国自建制开始便确定了国民健康服务免费的宗旨，因此，其医疗卫生体制发展改革的历程主要围绕医疗服务供给的形式以及组织管理架构设置展开。

（一）国民健康服务建立阶段

第二次世界大战之前，英国的医疗卫生主体是混杂和多元的①，

---

① 闵凡祥．英国国民健康服务体系60年［J］．英国研究，2013（1）：85-111．

初级卫生保健由 1911 年颁布的《国民健康保险法》予以保障，医院医疗服务由慈善医院和政府救助保障，工会和友谊会也对会员提供一定的医疗帮扶。第二次世界大战之后，随着医疗服务需求的大量增加，加之原有的医疗保障手段、医疗服务资源均不能满足人们的需求，1946 年，英国政府提出了《国民医疗服务法》，并于1948 年正式实施。该法案明确了由卫生大臣负责建立一套全面的健康服务制度，以确保改善人民的身心健康，为他们提供疾病预防、诊断和治疗疾病服务，所提供的服务，除本法任一条款明确规定是可以收费外一律免费，国民健康服务体系的资金来源于国家税收以及部分国民保险费。该法案也对国民健康服务的管理和服务架构作出了安排，国民健康服务体系由卫生部统一管理，大区医院管理委员会负责医疗机构管理，地方卫生当局负责管理地方的公共卫生服务，地方执行委员会负责全科医生服务的管理，① 所有的医疗机构实行国有化，医生和护士成为国家雇员。1974 年，英国卫生部门提出《国民医疗服务体系重组法》，重新对国民健康服务的管理架构进行了设计，改为中央、大区（region）、区域（area）和区（district）4 个医疗服务管理层级，将医院服务、地方公共卫生服务、全科医生服务全部交由卫生部门统一管理，改变了以往不同医疗服务分属不同部门管理的做法。至此，英国国民健康服务体系架构基本定型。

（二）内部市场化改革阶段

20 世纪 80 年代，伴随石油危机，英国国民健康服务体系也开始面临严峻的财务危机，1980 年，英国通过《医疗服务法》，再次对医疗服务机构进行改革。这次的改革意图也比较明确，就是要缩减国民

---

① 李鸫. 英国国民医疗服务体系行政治理研究：制度史的视角 ［D］. 上海交通大学，2014：27.

健康服务体系的成本，改革的措施主要有简化医疗服务体系的科层结构，取消区域卫生局，建立地区卫生局，此外，还引入医疗资源管理和后勤服务外包政策，以提高财政资金的使用效率。然而，这种压缩成本的效果仍然有限，1987 年，医疗服务的资金缺口累计高达 18 亿英镑，[①] 数以百计的医院病房被关闭。1990 年，英国政府通过《国民医疗服务体系和社区照顾法》，正式开启了内部市场化的改革。内部市场化改革的核心即实现医疗服务购买和供给职责的分离，而资源的配置仍然由政府机构和民众来决定。在这种改革理念下，医院和社区卫生服务不再由地区卫生局直接管理，而是由自治的国民健康服务体系信托机构运营，地区卫生局通过与国民健康服务体系信托机构签订契约来为本地居民购买医院服务和社区卫生服务。此外，全科医生诊所也可以与国民健康服务体系信托缔结契约，来为他们的签约患者提供医疗服务。[②] 由此，英国构建了独具本国特色的内部市场化管理体制，并带来了英国医疗服务资金支付形式的巨大改变。

（三）国民健康服务完善阶段

内部市场化改革后，英国国民健康服务体系更加成熟，后期的各项改革也主要在先前的基础上进行精细化管理和完善。为提高民众对国民健康服务体系的满意度，1997 年英国政府颁布了《现代的、可靠的、新的国民医疗服务体系》白皮书，规定卫生局不再直接承担购买医疗服务的职能，其职能移转给初级保健团体，其核心职能转向制定健康战略，并要求所有全科医生加入初级保健团体，以更好地整合初级保健和社区卫生服务。为提升医疗服务的规范性，1999 年，英国建立了国家临床优化研究所（NICE）和健康促进委员会

① Christopher Ham. Health Policy in Britain［M］. Palgrave Macmillan，2009.

② Chris Ham and Mats Brommels. Health Care Reform in the Netherlands，Sweden and the United Kingdom［M］. Winter Health Affairs，1994.

（CHI），主要职责是制定具有权威性的临床指南和进行相应的监督检查。2006 年，英国建立了全国性的、基于网络的医生选择和预约系统，方便患者对医生和医疗机构的选择，并先后建立了国民健康服务体系随诊中心、一站式治疗中心等新形式的医疗服务机构，以方便患者就医。2012 年，英国通过《医疗和社会照顾法》，较大幅度地改革了国民健康服务体系的架构，撤销了卫生局和初级保健信托，调整了卫生部、医疗质量委员会、监控局和地方当局的职能，新建立了国民健康服务体系委托委员会、临床委托小组、国民健康服务体系信托发展局、英格兰卫生教育署、英格兰公共卫生署等机构。

二　外部环境对英国医疗卫生体制形成和发展的影响分析

（一）"按需服务"的建制原则奠定了制度基本理念

第二次世界大战之后，英国最紧迫的就是消除社会中的五大问题"贫困、疾病、愚昧、肮脏和懒惰"。贝弗里奇认为英国未来的道路应该是国家体系，而不是地方当局运营的体系。他建议，应在引入国民保险和全民医疗保险清单制度的基础上，以每位居民都签署特定的全科医生（GP）作为进入该系统的起点，并且患者无须支付任何费用即可获得所需的所有医疗、牙科和护理服务。贝弗里奇所撰写的贝弗里奇报告产生了深远的影响，民众全力支持这种福利体制的设计，最终成为政府建设国民健康服务体系的蓝本。自此，国民健康服务体系诞生于一个这样的理想设计，即无论财富如何，所有人都应获得良好的医疗保健。1948 年 7 月，当时的卫生部长安奈林·贝文（Aneurin Bevan）创立了国民健康服务体系三项核心原则：满足所有人的需求、服务时免费、根据临床需要而不是支付能力提供。这三项原则已经指导了国民健康服务体系发展超过半个世纪，即使在 20 世纪 80 年代开始的撒切尔政府改革中，国民健康服务体系依然是一个特别的存在。此外，国民健康服务体系在一向提倡私有化改革的保守党内部也广受欢迎并得到了广泛的支持，1982 年，撒切尔首相向英国人民保证，国民健康服务体系"在我们手中是安全的"，进一步证实了国民健康服务体系在英国民众心中至高无上的地位。

（二）悠久的济贫传统为大政府角色提供了合理性和权威性

英国作为世界上第一个实施济贫法制度的国家，自 1601 年伊丽莎白颁布济贫法开始，便确定了政府介入社会救助事务的责任。随着"圈地运动"的发展，难民流离失所的现象逐渐加重，1834 年英国颁布新济贫法，英国政府开始以修建济贫院的方式帮助难民，政府的社会福利责任进一步发展。第一次世界大战之后，英国政府又开始为军人家庭、烈士遗属、孤儿、失业人员等发放津贴，1908 年出台了《老年养老金法》、1920 年出台了《失业保险法》，政府介入社会福利事务的领域进一步扩大。1942 年，贝弗里奇报告出台，英国确立了建设福利国家的目标后，英国政府直接介入社会福利事务迎来了最快的发展时期，1945 年出台了《家庭津贴法》、1946 年出台了《国民健康服务法》和《国民保险法》。尽管这些法案在随后的历史发展中多次改革和完善，但政府主体的责任始终保持，这种悠久的政府介入福利事务的历史传统，为英国政府较大程度提供国有化的国民健康服务体系注入历史基因。根据经合组织国家数据，2019 年，英国约有 1978 家医院，英国的绝大多数医院都是由国家卫生局拥有和管理的，私立医院仅 500~600 家，即使私立医院中也有 45% 的门急诊服务和 32% 的住院服务被纳入国民健康服务体系的购买范围。[①] 在国民健康服务体系管理方面，英国 NHS 由卫生和社会关怀部统一管理，资金统一来源于中央资金，具体运行由国民健康服务机构统一协调，

---

① OECD. Hospitals in the United Kingdom ［EB/OL］. （2021-12-13）［2022-01-03］. https：//stats. oecd. org/viewhtml. aspx？datasetcode＝HEALTH_ REAC&lang＝en.

所有医疗服务的规范按照国家健康与临床研究院制定的准则运行，所有医疗服务的质量接受国民健康服务体系促进局（NHS Improvement）的监督，以上机构或为政府机构，或为非政府性的公共机构。尽管近些年国民健康服务体系内部实行市场化运行机制，但从外在看，国民健康服务体系形成了一个完整的由国家统一运行的体系。

（三）工党带动了医疗卫生体制的国有化

英国的政坛主要活跃着工党和保守党。工党为左翼政党，是由工会、合作社组织和社会主义团体联合组成的，奉行费边社会主义、社会民主主义，主张推行国有化，建设福利国家，长期致力于公共住房、职工福利、社会救助、弱势群体、社会福利、公民教育等方面的发展。1918 年，工党通过名为《工党与新社会制度》的新党章，其中的第 4 条明确阐明了工党的目标和价值观，即要保障体力和脑力劳动者的工业成果，建立公有制的生产、分配、交换系统，使每一个劳动者都能得到公平的分配。可以看出，工党将生产、分配和交换手段的社会化列为自己的目标，主张实行计划管理，以达到公平分配。第二次世界大战之后，工党执政，战后创伤亟须修复为工党提供了大显身手的舞台，工党开始推动国有化进程。1946 年，国家卫生局成立；1948 年，铁路、运河、公路运输和电力被国有化；1951 年，钢铁和天然气工业也被国有化。此时的公立医疗服务体系基本为空白，加之人们对私有医疗保健体系的不满，这种环境恰恰为工党建立国有化的医疗服务体系提供了契机，并且国有化的医疗服务体系迅速得以实施。

（四）医生组织推动了医疗服务供给模式的变革

一直以来，医生对英国医疗卫生体制的产生和发展都有直接影响。[①] 1909 年，英国政府提出实行健康保险制度，采取强制缴费型健

---

① 丁建定. 医生在英国健康保障制度体系建立中的影响［J］. 学海，2014（01）：40-44.

康保险模式，医生群体担心国家会给他们发放较低的工资，也担心国家强制性的健康保险计划会限制他们的自由行医权，削弱病人自由选择医生的权利。经过英国首相乔治与医生群体的协商，拟在英国建立一个新的医疗机构，允许居民自由选择医生，并由医生为病人提供免费的医疗服务。1944 年 2 月，英国政府发表了著名的《国民保健制度白皮书》，私人医生则坚持要进入国民健康服务体系中[①]，经过协商，私人医生也被纳入地方医疗服务体系范围，并要求地方政府减少对医生行医权的管控。1946 年《国民保险法》颁布以后再次遭到英国医生协会的不满，协会认为固定工资制的薪酬方式难以匹配医生的劳动贡献，全英国 45549 名医生中，仅有 4735 名医生赞成参加国民保健服务计划[②]，在这种压力下，英国政府同意医生可以按病人人数计算薪酬，从而再次对医疗服务的支付方式作出了巨大变革。

第二节　英国医疗卫生体制内部运行机制与主要特点

一　英国医疗卫生体制内部运行机制

（一）医疗服务供给机制

英国的医疗服务可以分为初级卫生保健和住院服务，初级卫生保健由大量的全科医生承担，住院服务由医院承担，两层面医疗服务均由国民健康服务体系基层医疗信托组（CCG）委托纳入国民保健的医疗服务供给体系。在英国，居民的日常生活中接触最多的是初级保健医生（全科医生）。初级保健医生单独或合伙营业，其服务被国民健康服务体系购买，其服务于签约居民，因此，每一个居民均有自己

---

① Pat Thane. The Foundation of the Welfare State ［D］. Longman，1982.
② 陈晓律. 英国福利制度的由来和发展 ［M］. 南京：南京大学出版社，1996：184.

的初级保健医生。当发生小病时，患者需预约自己的初级保健医生就诊，但初级保健医生只负责就诊，不设药房，病人根据医生的处方到商业零售药店取药。如果是小病但较为紧急，如夜间发烧，需要就诊时，可以到初级保健服务体系中的随诊中心就诊，这种中心大体类似于小病急诊诊所，与住院部的大病急诊不同。由于英国的医院不设门诊，仅有住院部和急诊部，因此只有当病症较重时才由与自己签约的初级保健医生转送到医院，当然急性重症患者也可以直接到医院的急诊部就医。需要说明的是，此时全科医生是作为患者的代理人来安排患者的住院事宜，如住院预约、治疗医师选择、安排检查时间等，当然涉及选择类的医疗服务也会征求患者的意见。①

（二）医疗服务筹资机制

由于英国国民健康服务体系实行免费服务原则，英国也不存在专门的政府医疗保险，因此，对于英国国民健康服务体系来讲，一方面主要是医疗服务供给，另一方面就是资金筹集机制。英国国民健康服务体系资金来源以政府财政为主，占到82.8%，② 小部分来自国民个人自付（见图3-1）。

国民健康服务体系资金小部分来自国民保险金。国民保险金是用于支付国民养老金、求职津贴、产妇津贴、丧葬抚养费的综合税种。国家保险是英国政府收入的重要贡献者，其规模约占政府总收入的1/5，是英国税收收入中的第二大税种。具体来讲，国民保险金的缴纳依据国民的就业和收入状况，按类别缴费。第1级为每周

---

① The NHS Constitution for England [EB/OL]. (2021-01-01) [2022-09-03]. https://www.gov.uk/government/publications/the-nhs-constitution-for-england/the-nhs-constitution-for-england#patients-and-the-public-your-rights-and-the-nhs-pledges-to-you.

② National Statistics. Healthcare Expenditure, UK Health Accounts: 2020 [EB/OL]. (2022-05-09) [2022-09-03]. https://www.ons.gov.uk/peoplepopulationandcommunity/healthandsocialcare/healthcaresystem/bulletins/ukhealthaccounts/2020.

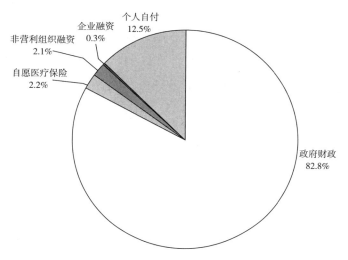

图 3-1　国民健康服务体系资金来源占比

资料来源：National Statistics. Healthcare Expenditure, UK Health Accounts：2020 ［EB/OL］.（2022-05-09）［2022-09-03］. https：//www. ons. gov. uk/peoplepopulationandcommunity/healthandsocialcare/healthcaresystem/bulletins/ukhealthaccounts/2020。

收入超过 166 英镑且在国家退休金年龄以下的雇员。第 2 级为年收入超过 6365 英镑的自雇人士（可以选择自愿缴费）。第 3 级为自愿性供款。第 4 级为年收入超过 8632 英镑的自雇人士。以人数最多的第 1 级类别为例，雇主按其收入的 13.8% 缴纳国民保险费，雇员个人按照收入的 12% 缴纳国民保险费。整体来讲，收入税和国民保险费随着居民收入增加而增加，以年收入 20 万英镑的收入组来讲，其两项税收约占到收入的四成。此外，国民健康服务体系还从患者共付（主要为牙科、眼科、居家护理等）、处方费等处获得一些次要资金来源，但这部分资金所占比例很小。国民健康服务体系医院开的处方药是免费的，但门诊处方是收处方费的。当前，英格兰的门诊处方药费用为每种药物 9 英镑，而苏格兰、威尔士和北爱尔兰还实行处方收费制度。无须支付处方药的人包括 15 岁以下的儿童和

16~18 岁的全日制学生、60 岁及以上的人、低收入者、孕妇和过去 12 个月内分娩过的妇女，以及患有癌症或某些其他长期病症或某些残疾的人。需要大量处方药的患者可以购买为期三个月的预付费证书，在证书有效期内无须支付任何费用。2018~2019 年度，英格兰通过处方收费筹集了 5.76 亿英镑，占国民健康服务体系资源预算的 0.5%。牙科是患者需共付费用的重要方面，2018~2019 年度，英格兰牙科收费收入达 8.07 亿英镑。[①] 但是 15 岁以下的儿童、16~18 岁的全日制学生、孕妇、囚犯以及低收入者无须支付牙科费用。据统计，家庭自付费用占英国医疗卫生总支出的 14.8%，自付费用的最大部分（42.4%）用于医疗产品（包括药品），其次 35.9% 的用于长期护理服务，包括居家护理。[②] 此外，国民健康服务体系还可以向海外游客及其保险公司收取治疗费用，医院还可以通过停车收费、病人电话服务等来增加收入。

根据经合组织国家数据，2020 年英国国民健康服务体系资金支出为 2695 亿英镑（见图 3-2），占 GDP 比重为 12.8%。[③] 虽然英国实行全民覆盖的免费医疗服务体系，但英国仍有 10% 左右的人购买了补充性私人保险[④]，主要用于解决政府医疗服务等待时间过长的问题。

（三）组织管理机制

英国卫生和社会关怀部（Department of Health & Social Care）

---

① NHS Funding and Expenditure 2019 [EB/OL]. (2020-07-10) [2022-01-10]. http://www.parlia ment.uk/commons-library.

② Office for National Statistics, UK Health Accounts: 2014 [EB/OL]. (2016-05-19) [2022-01-10]. https://www.ons.gov.uk/releases/ukhealthaccounts2014.

③ OECD. Health Expenditure and Financing [EB/OL]. (2022-01-10) [2022-01-10]. https://stats.oecd.org/index.aspx? DataSetCode = HEALTH_ STAT#.

④ OECD. Health Expenditure and Financing [EB/OL]. (2022-01-10) [2022-01-10]. https://stats.oecd.org/index.aspx? DataSetCode = HEALTH_ STAT#.

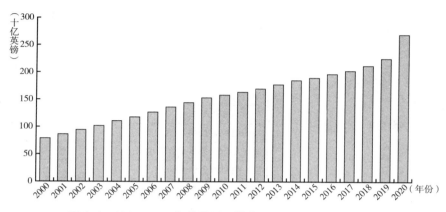

图 3-2　2000~2020 年英国国民健康服务体系资金支出额度

资料来源：OECD. Health Expenditure and Financing［EB/OL］.（2022-01-10）［2022-01-10］. https：//stats. oecd. org/index. aspx? DataSetCode = HEALTH_ STAT#。

是关于英国医疗卫生体制发展的主管政府部门，下辖 23 个政府部门和非政府性公共部门（non-departmental public body）等（见表3-1）。2013 年起，国民健康服务体系主要由国民健康服务管理部门管理，该部门隶属于卫生和社会关怀部，但是一个非政府性公共部门，具有较强的独立性。国民健康服务管理部门委托医疗服务提供者提供医疗服务和初级卫生保健，急诊服务和社区护理由全科医生领导的地方临床调适小组委托。国民健康服务管理部门为国民健康服务设定总额预付费率，负责设定健康信息技术的战略方向、电子病历保存、处方质量标准以及 NHS 的信息基础设施等。

表 3-1　英国卫生和社会关怀部内设机构

性质	内设机构
政府执行部门	药品和保健品监管机构
	卫生安全局

性质	内设机构
非政府性公共执行部门	护理质量委员会
	健康教育局
	健康研究局
	受孕与胚胎管理局
	人体组织管理局
	国民健康服务体系数字化局
	国民健康服务体系局
	国家健康与护理研究所
非政府性公共咨询部门	临床影响建议委员会
	处方委员会
	药物委员会
	食品、消费品与环境委员会
	卫生治理委员会
	国民健康服务付费审查委员会
	医生和牙医薪酬审查委员会
专门部门	血液和移植管理局
	反欺诈管理局
	决议局
其他部门	放射性物质管理委员会
	数据中心
	波顿生物制药有限公司

根据英国国民健康服务资金的分配（见图 3-3），其行政管理大致分为三个环节，其中第二个环节的管理是最核心的。首先，财政部将资金拨付给卫生和社会关怀部后，卫生和社会关怀部自己会留下1/10 左右的资金用于购买中央直接管理的项目、公共卫生项目等，如免疫接种和筛查方案等。其次，剩余资金由国民健康服务管理部门用于自身运营和委员会直接负责的服务项目，如初级保健服务、专科服务、监狱和军队医疗卫生服务。最后，国民健康服务管理部门将剩余约 60% 的资金拨付给地方临床委托服务组织，该类组织是当地临

床服务的领导者，主要满足本地居民对医疗服务的需求，提供的服务包括急诊、住院治疗、社区卫生服务、妇产与新生儿服务、精神疾病与残疾人护理等。地方临床委托服务组织获得的资金规模主要与其服务的人口数量、人口年龄、健康状况以及人口位置分布等有关。

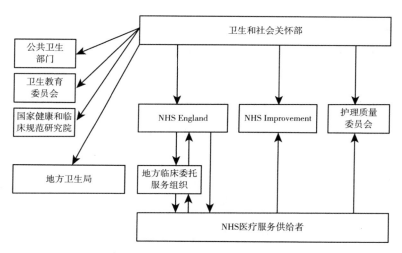

图 3-3　国民健康服务资金分配

各地临床委托小组获得资金后，任务便是将资金分配给自己委托的医院和全科医生。全科医生获得收入的方式有两种，第一，独立承包商，单独或合伙经营自己的业务，他们在与临床委托小组的合同规定方面拥有自主权。第二，固定工资人员，他们是具有独立承包人业务的雇员或直接由基层医疗机构雇用的，薪资型医生的工资从 5 万英镑到 10 万英镑不等。对全科医生的收入支付确定，主要依据其服务数量和质量，数量方面根据医生签约的居民数量，按人头付费；质量方面通过质量分析系统测量医生服务质量。确定拨付后的资金由全科医生自主掌握、盈亏自负。医院方面，实行医疗服务打包付费，当然也有一些医疗服务是按项目付费。打包付费的额度主要依据医疗服务提供的质量、数量、效率以及服务提供商的收入确定，在这种模式下，医疗服务提供者承担医疗服务费用和人数增加的风险。

二 英国医疗卫生体制的主要特点

（一）全民覆盖、按需服务的医疗卫生准则

英国国民健康服务体系是一项基于"居民"资格的医疗服务体制，而不是基于"国民"的医疗服务体制，更不是基于保险缴费的体制，这意味着包括移民在内的所有英国居民都可以免费使用该项服务。从欧洲经济区（EEA）国家或瑞士访问英国的人们目前可以通过其欧洲健康保险卡（EHIC）获得免费的国民健康服务，如果欧盟、欧洲经济区或瑞士以外的国民已经在英国定居并获得了"无限期居留权"，则他们可以与英国公民同等免费享受国民健康服务，其他非欧盟、非欧洲自由贸易区的国民也可以免费获得紧急治疗服务。此外，在接受医疗服务过程中，患者几乎是全免费的，涉及缴费的仅有眼科和牙科中的部分自费项目，医疗服务的提供与个人的缴税状况完全无关，摆脱了医疗权益与收入的关联。不管是穷人还是富人均能从国民健康服务体系处获得同等的医疗服务，保证了医疗福利的公平性。通过宽松的待遇资格和使用免费的策略，英国国民健康服务体系从"入口"和"出口"两方面均保障了居民轻松获得医疗服务的权利。

（二）内部市场化形成的"有管理的竞争"

英国国民健康服务体系由卫生和社会关怀部统一管理，资金统一来源于中央资金，具体运行由国民健康服务管理部门统一协调，所有医疗服务的规范按照国家健康与临床研究院制定的准则，所有医疗服务的质量接受国民健康服务改进部门的监督，以上机构或为政府机构，或为非政府性公共机构。从外在看，国民健康服务体系形成了一

个完整的由国家统一运行的体系，而国民健康服务体系内部则实行市场化运行机制，即将医疗服务的生产方和使用方分离。国家作为国民健康服务体系服务的使用方，以完整统一的姿态面向居民，而其内部则多采取委托和市场化的竞争机制。在国民健康服务体系内部，除了公立医院参与外，国民健康服务体系也购买了部分私立医院的服务，尤其是在初级卫生保健领域，全科医生大多数为私立医生，以合同或受薪的方式参与进来，为国民健康服务体系提供服务，医疗服务供给方接受来自国民健康服务体系和居民的双重选择。通过这种内部市场竞争、外部统一完整的机制安排，国民健康服务体系获得了良好的运行，一方面提升了体系内部的医疗服务效率；另一方面从居民的角度能够得到公平、有序的医疗服务资源，成为英国国民健康服务体系的鲜明特点。

（三）注重初级卫生保健的医疗资源分配

实现每一个英国人都有一个家庭医生（全科医生），这是贝弗里奇报告的核心目标，英国国民健康服务体系也确实将以全科医生为核心的初级卫生保健作为工作重点。目前，大部分资金均拨付给初级卫生保健信托组织，全科医生收入也相对较高（见表3-2）。初级卫生保健队伍也确实没有辜负国民健康服务体系对其的信任，由于全科医生收入实行按人头付费的总额预算支出模式，盈亏自负，全科医生的收入与签约居民的健康状态直接挂钩，因此，英国在基层建立了激励相容的医患关系。全科医生不仅负责医疗就诊，也时刻关注签约居民的健康预警，注重疾病预防，从而使诸多疾病防控在萌芽状态。80%~90%的就诊服务需求在初级卫生保健服务层次得到满足，只有极少部分的急重症患者转诊到专科或综合医院，大部分的医疗需求在基层得到满足，初级卫生保健很好地扮演了医疗服务"守门人"的角色，英国因此实现了医疗服务资源的"金字塔"形分配。值得补充的是，也正是由于这种对初级卫生保健的注重，尽管实行全民免费医疗制度，但英国的卫生支出仅占 GDP 的 10% 左右，人均卫生支出仅为美国的一半。正是这种将医疗卫生资源前置的分配方法，为英国国民健康服务体系节省了不少费用。

表 3-2　2018~2019 年英国全科医生年收入统计

单位：英镑

	诊所全科医生	国民健康服务体系医生
英格兰	117300	60600
威尔士	106200	58400
苏格兰	101300	65100
北爱尔兰	92300	55100

资料来源：Review Body on Doctors' and Dentists' Remuneration 49th Report：2021 ［EB/OL］. （2021-07-22）［2022-10-01］. https：//www. gov. uk/government/publications/review-body-on-doctors-and-dentists-remuneration-49th-report-2021。

（四）责任分权、相对独立的医疗卫生治理体系

在国民健康服务体系完整统一的外表下，其内部却是由不同性质的主体组成的。第一，国民健康服务体系政府主体，主要为卫生和社会关怀部，负责国民健康服务体系的资金筹集、政策法规建立等。第二，国民健康服务管理部门和国民健康服务改进部门，这些机构为独立于卫生和社会关怀部的独立法人主体，负责资金预算、项目计划、日常运营以及提升改进等。第三，各地的地方临床委托服务组织（CCG），该类组织是一个由多方主体构成的地方委托组织，负责所辖地区的医疗服务购买，是国民健康服务体系的中坚力量。第四，地方卫生政府部门，主要负责所辖地区的公共卫生建设。第五，各级医院，既包括国民健康服务体系所属的公立医院，也包括被国民健康服务体系购买服务的私立医院，这些医院不管是公立还是私立，均由医院内部的董事会独立管理。第六，国民健康服务体系受薪医生和按合

同取酬的全科医生，这些医生不隶属于任何部门，均可自由行医、改变签约关系等。第七，诸多非政府性部门的公共机构，如国家健康和临床规范研究院负责制定医疗服务标准，护理质量委员会负责医疗服务质量监督和反馈。这些不同性质的主体不存在严格的隶属关系，均在国民健康服务体系服务协议框架下独立运行。这种责任分权机制有利于各机构主体积极性的发挥，最大限度地提升了医疗服务质量，为国民健康服务体系的长远发展营造了良好的合作环境。

第三节　英国医疗卫生体制存在的主要问题与改革趋势

一　英国医疗卫生体制存在的主要问题

（一）医疗费用不断上升

国民健康服务管理部门官方也承认，医疗费用的不断上涨是国民健康服务体系的首要问题。2019 年，英国在医疗卫生方面的支出约为70 年前的 12 倍。一方面，政党竞争攀比刺激国民健康服务体系预算急速提升；另一方面，由于缺乏使用者付费机制，患者也并不在意医疗费用成本的高低。此外，英国也面临着老龄化、疾病谱变化等大的医疗环境，因此，国民健康服务体系资金的不断上涨成为最为紧迫的问题之一。①

（二）医疗服务等待时间较长

近年来，英国对全科医生的需求一直在增长，而全科医生的数量却在下降，就医等待时间不断延长。根据对英国 901 名全科医生进行的一项调查，英国病人例行就医预约的平均等待时间已经超过两周，

---

① 王虎峰，李颖. 世界上没有"免费的午餐""免费医疗"是把双刃剑——以英国"免费医疗"制度为例［J］. 人民论坛，2019（26）：95-97.

2016 年的平均等待时间为 12.8 天，此后一直上升到 2019 年的 14.8 天，有 22% 的全科医生表示他们的患者必须等待 3 周以上。① 在手术方面，以人们讨论最多的膝关节置换手术为例，根据英国患者协会的报告，2010~2015 年英国国民健康服务体系医院中膝关节手术的平均等待时间从 88.9 天增加到 105.4 天。② 再以急诊为例，英国医院紧急护理部（A&E）的目标是希望 95% 的急性患者在 4 小时内得到治疗或收治，实际结果是仍存在很大差距（见图 3-4）。做得最好的是英格兰，能够实现将近 90% 的患者在 4 小时内接受救治，最差的是北爱尔兰，仅能保证 70% 的急症患者在 4 小时内接受救治。③ 2018 年，英国的急症患者平均要等待 64 分钟才能开始治疗，且自 2011 年以来，4 小时内就诊的患者比例整体呈下降趋势，入院急诊等待超过 12 小时的患者人数显著增加。④ 等待时间问题成为公众对国民健康服务体系最为不满的原因，2017 年，根据国王基金会调查，53% 的受访者认为国民健康服务体系用户最不满意的是"获得全科医生或医院预约所需的时间较长"，这一因素也是导致国民健康服务体系公众不满意的第一因素。⑤

（三）医疗资源持续短缺

虽然医疗费用的上涨通常被认为是国民健康服务体系首要的问

---

① MLIV Pulse. GP Waiting Times Now Exceed 2 Weeks ［EB/OL］. (2019-08-12) ［2022-01-10］. https：//www. statista. com/chart/18986/gp-waiting-times-england-pulse/.

② Nuffieldtrust. A&E Waiting Times ［EB/OL］. (2021-06-25) ［2022-01-10］. https：//www. nuffieldtrust. org. uk/resource/a-e-waiting-times.

③ Nuffieldtrust. A&E Waiting Times ［EB/OL］. (2021-06-25) ［2022-01-10］. https：//www. nuffieldtrust. org. uk/resource/a-e-waiting-times.

④ Nuffieldtrust. A&E Waiting Times ［EB/OL］. (2021-06-25) ［2022-01-10］. https：//www. nuffieldtrust. org. uk/resource/a-e-waiting-times.

⑤ Health Foundation. Public Satisfaction with the NHS and Social Care in 2017 ［EB/OL］. (2018-02-28) ［2022-01-10］. https：//www. kingsfund. org. uk/publications/public-satisfaction-nhs-2017.

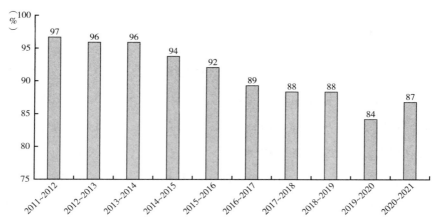

图 3-4　2011~2021 年英国的急救中心 4 小时内能够诊治的患者比例

资料来源：Nuffieldtrust. A&E waiting times ［EB/OL］. （2021-06-25）［2022-01-10］. https：// www. nuffieldtrust. org. uk/resource/a-e-waiting-times。

题，但与资金挑战相比，国民健康服务管理部门的劳动力挑战对卫生服务的威胁则更为直接、更为紧迫。目前，国民健康服务管理部门组织中有超过 10 万个职位空缺，在职员工的压力也越来越大。人员短缺问题中，最大的挑战之一是护理队伍。此外，离职护士人数越来越多，尤其是年轻人。英国脱欧也带来了额外的风险，从欧盟流入的护士净流入已变成净流出。医生方面也同样面临挑战，特别是在某些专业和某些区域，如精神病学医生现已被列入移民咨询委员会短缺职业清单。根据国王基金会预估，到 2030 年，所需人员与现有人员之间的差距可能会达到 25 万人。① 正如护理质量委员会在其最新的护理状态报告中所强调的那样，"劳动力短缺正在直接影响人们的护理质量，这些短缺必须尽快得到解决"。

---

① Kingsfund. The Health Care Workforce in England ［EB/OL］. （2018-11-15）［2022-01-10］. https：//www. kingsfund. org. uk/publications/health-care-workforce-england.

二 英国医疗卫生体制改革趋势

尽管国民健康服务体系面临各种问题和挑战，但大多数公众仍对服务感到满意。根据伊普索斯莫里民意调查机构（Ipsos MORI）在2016年进行的一项调查，国民健康服务体系在"让我们为成为英国人而感到最自豪的事情"中排名第一，占50%，其排名位于英国的历史（43%）和王室（31%）之前。① 另据国王基金会的调查，公众对国民健康服务体系的满意度以肯定为主（见图3-5），53%的人表示他们"非常满意"。② 在满意原因中，医疗服务质量、医疗服务的免费性、医疗服务可及性成为最主要的原因，分别占比68%、60%、49%。在不满意的因素中，员工数量不足、全科医生等待时间长以及政府投入不足成为排名前三的因素，分别占62%、57%和49%。③

整体来看，在经历内部市场化之后，英国医疗卫生体制的改革相对较为平缓，没有发生大的变动。从政治、经济、社会、文化等各方面看，"按需免费就医"的理念不会发生改变，国民健康服务体系的模式将会长期存在。当今的英国国民健康服务体系主要着手于更为微观的调整，尤其是近十年来国民健康服务体系的主要矛盾是资金投入增长显著放缓，而对服务的需求以及提供这些服务的成本却迅速增长，因此，当下的改革主要聚焦于更加有效地使用医疗资金、提升医

---

① Ipsos MORI. Six in Ten Prefer to be British than of any Country on Earth［EB/OL］.（2016-09 - 09）［2022 - 01 - 03］. https：//www. ipsos - mori. com/researchpublications/researcharchive/3776/Six - in - ten - prefer - to - be - British - than - of - any - country - on - earth. aspx？oUniqueId = 14104.

② Kingsfund. Public Perceptions of the NHS in 2020［EB/OL］.（2021-06-30）［2022-01-10］. https：//www. kingsfund. org. uk/publications/public - perceptions - nhs - 2020.

③ Nuffield Trust, Kingsfund. Public Satisfaction with the NHS and Social Care in 2019［EB/OL］.（2020-04-30）［2022-01-10］. https：//www. kingsfund. org. uk/sites/default/files/2020-04/BSA_ 2019_ NT-KF_ WEB_ update. pdf.

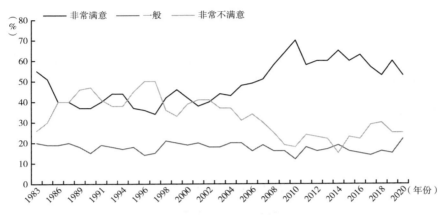

图 3-5　1983~2020 年英国公众对国民健康服务体系的满意度

资料来源：Kingsfund. Public Perceptions of the NHS in 2020［EB/OL］.（2021-06-30）［2022-01-10］. https：//www. kingsfund. org. uk/publications/public-perceptions-nhs-2020。

疗服务供给数量和质量。2019 年 1 月，国民健康服务管理部门发布《国民健康服务长期规划》（2019~2028 年），从新的医疗服务模式、疾病预防和提升健康平等、提升医疗服务质量、国民健康服务体系员工发展、数字化医疗以及提升医疗资金使用效率等方面列出了未来十年英国医疗卫生体制发展的主要目标。

（一）建立新型医疗服务模式

当前英国医疗服务供给能力有待加强，全科医生诊所和医院门诊病人每年预约量不断增加，急救电话接线员忙于转送病人而没有时间接听 999 或 111 电话，急症病人无法及时获得病床，慢性病人需要经常到医院开药。为了应对这些挑战，改善医疗质量并减轻工作人员的压力，国民健康服务体系将加强"院外护理"，弥补基层和社区卫生服务的不足，如增加对基础医疗和社区卫生服务的投资，提高社区应对服务的响应能力。英国在救护车派遣和全科医生非工作时间服务中也将嵌入多学科临床评估服务（CAS），以便支持患者做出最佳决策，并避免不必要的紧急住院需求。在全国推广个性化护理模式，为患者提供更多个性化的治疗选择。未来，英国将构建以数字化的初级和门诊医疗为主的医疗模式，如通过国民健康服务收集终端软件（NHS App），以电话和视频形式将患者与医疗保健专业人员联系起来，进一步完善综合护理系统，使全科医生和医院医生的协作更加直接。

（二）加强疾病预防

根据全球疾病压力机构（GBD）的研究，导致英国过早死亡的各种风险因素的前五名是吸烟、不良饮食、高血压、肥胖症以及饮酒和吸毒，此外，空气污染和缺乏运动也是很重要的因素，[1] 因此，英国国民健康服务体系开始构筑疾病预防体系。据统计，英国吸烟者看全科医生的频率比不吸烟者高出 33% 左右，而且吸烟导致每年将近 100 万人的住院人数[2]，因此，国民健康服务体系将为所有吸烟住院患者提供烟草治疗服务。在肥胖方面，由于英国成年人有近 2/3 的超重或肥胖，国民健康服务体系将在初级保健中提供体重管理服务，支持肥胖者的低卡路里饮食。国民健康服务体系还将推出一项针对医院的财政激励措施，限制脂肪、盐和糖含量高的食物（HFSS）在医院的使用。针对英国酷爱饮酒的文化传统，国民健康服务体系将与地方政府毒品和酒精服务专员合作，控制酒精摄入量。此外，国民健康服务体系将减少初级卫生保健服务处方中对抗生素的使用。

---

① Steel N., Ford J., Newton J., Davis A., Vos T. and Naghavi M. et al.. Changes in Health in the Countries of the UK and 150 English Local Authority areas 1990-2016: A systematic analysis for the Global Burden of Disease Study 2016 [J]. The Lancet, 2018 (10158): 1647-1661.

② Department of Health and Social Care. Towards a Smokefree Generation: A Tobacco Control Plan for England [EB/OL]. (2017-07-18) [2022-01-10]. https://www.gov.uk/government/publications/towards-a-smoke-free-generation-tobacco-control-plan-for-england.

（三）提高医疗服务质量

一方面，国民健康服务体系将提升重点人群的医疗服务质量。所有提供产妇和新生儿服务的医疗机构都将被纳入国家母婴健康安全合作组织，以保障大多数妇女在怀孕、分娩和产后都能获得照料。针对青少年心理健康服务，国民健康服务体系将为在学校工作的心理健康小组提供资金。针对学习障碍者和自闭症患者，国民健康服务体系将减少其等待医生服务的时间。为所有患有癌症的儿童提供全基因组测序，针对所有 12 岁和 13 岁的青少年接种人类乳头状瘤病毒（HPV）相关疾病的疫苗，增加儿童姑息治疗和临终关怀资金。另一方面，国民健康服务体系将提升重点疾病的医疗服务质量。国民健康服务体系将与地方当局合作，提高检查心血管疾病方法的有效性，以快速发现高危疾病患者，为处于高风险状况的人提供适当的预防性治疗。进一步开发用于卒中康复的高效护理模式，支持应对中风疾病的新技术研发。为所有患有糖尿病的孕妇提供连续的血糖监测，使用多学科护理团队和糖尿病住院专家护理团队，改善糖尿病康复状况，并减少住院时间，降低再入院率。针对癌症患者，国民健康服务体系将在全国范围内推出新的快速诊断中心，引入新的更快的癌症诊断标准，以便患者在 28 天之内获得明确的诊断，在整个英国进行宫颈癌初步筛查，为每个被诊断患有癌症的人提供个性化护理。

（四）加大员工招募与激励力度

由于当前国民健康服务体系面临的巨大员工短缺压力，未来员工计划的改善也是国民健康服务体系发展的重点。国民健康服务体系将增加最为急缺的护士、助产士和药剂师的数量，设立在线护理学位，鼓励护理学徒的发展，增强全国招募的效果。增加从事全科医学工作的医生人数，为新上岗医生提供为期两年的研究基金，实施国家支持的全科医生补助计划，加强与英国医学协会、皇家医学院、医学理事会和医疗服务提供者的合作，为医生行医提供认证、培训等方面的便利。提高就业的灵活性、社会福利，增加职业发展机会。此外，国民健康服务体系还将对卫生系统的医生提供最全面的精神卫生支持服务。

（五）深化数字化医疗体系建设

国民健康服务体系计划在每个组织的董事会中都设置数字化方面的领导，推动组织转型。对于医生和护理人员来讲，国民健康服务体系将为其提供数字化服务，使其能够通过数字化工具查看医疗记录、护理计划、用药历史等。对于患者来讲，国民健康服务体系应用程序使人们能够在线进行简单的分类，以帮助他们管理自己的健康需求或制定有针对性服务，并能够与本地医疗服务供给者联系，预约紧急治疗中心，或从附近的药房获取处方药。未来十年，国民健康服务体系将致力于打造一个覆盖全国的健康和护理记录平台，将国民健康服务体系和地方当局组织联系起来，建立全国性的综合管理系统。未来每个患者都将能够获得数字化的初级保健服务。二级医疗服务提供者，包括急诊中心、社区和精神卫生保健机构，将实现完全数字化。

（六）提升医疗资金使用效率

国民健康服务体系将从以往按服务项目付费的支付方式转向基于人群的支付方式，转向更具预防性和预期性的护理模式，采用混合支付模式。国民健康服务体系还将创建一个新的金融统筹基金（FRF），帮助收支赤字的信托组织恢复财务平衡。国民健康服务体系还要处置不必要的土地以进行再投资，提高医疗空间的利用率，提高能源效率，减少不必要的新建财产，来最大限度地从房地产中获得生产力收益，并努力整合医疗资源，消除现有的资金来源分散、资本运转短期性的影响。此外，国民健康服务体系将实施电子处方系统，减少低临床价值的药品和非处方药品的使用。

第四章　德国医疗卫生体制：外部环境、内部机制与改革趋势

作为现代医疗保险制度最早的发源地，德国的医疗卫生制度被诸多国家所学习和模仿，但近年正发生剧烈的变革。未来德国的医疗卫生体制改革将走向何处，成为国际医疗卫生体制改革中的一个重要话题。

第一节　德国医疗卫生体制发展历史与外部环境

一　德国医疗卫生体制发展历史

德国在世界上最早建立了社会医疗保险制度，在上百年的时间里保持稳定发展，并被 80 多个国家学习效仿。[①] 直到 20 世纪 90 年代，医疗服务制度开始出现市场化竞争趋势。近年德国对医疗卫生体制影响较大的变革主要围绕医疗保险制度展开。

---

① 丁纯. 德国医疗保障制度：现状、问题与改革 [J]. 欧洲研究，2007（06）：106-119+161.

（一）政府主责建立医疗卫生体制时期

在医疗保险方面，1883 年，在工人运动和劳资冲突这一背景下，为缓和社会矛盾、解决社会冲突，德国颁布《疾病保险法》，开创了全球现代社会保险制度的先河。《疾病保险法》明确了德国医疗保险的基本形态，包括强制性参保、雇主和雇员共同出资缴费、按照职业和地区成立疾病基金组织、待遇均等和自治管理等原则。但需要注意的是，虽然此时医疗保险采取强制参保政策，但主要针对工人群体，收入较高的富人则可以选择不参加。因此，20 世纪初，德国的私人医疗保险也得到了一定发展。这种非全员覆盖的医疗保险制度为德国发展"双轨制"的医疗保险制度埋下了伏笔。[①] 在医疗服务方面，20世纪德国先后经历了两次世界大战，尤其是第二次世界大战时期的德国采取了纳粹主义的国家发展战略，在计划管理和战争的规模化需求影响下，德国的医院全部由政府管理，医生成为医院的雇员，第二次世界大战之后，这种政府管理的公立医院体制得到沿用。进入 20 世纪中后期，德国市场经济也开始快速发展，市场化形式的法定医疗保险疾病基金组织迎来重要的发展机遇。这一时期的医疗卫生体制形态一直延续了上百年时间，并取得不俗成效，使社会保险模式的魅力获得世界公认。

（二）以控制医疗成本为核心的改革时期

两次石油危机之后，德国的经济发展也受到较大影响，加上医疗费用的不断增长，德国也开始寻求医疗费用控制的良方，从此德国先后对医疗卫生体制进行了 10 余次的改革，[②] 改革的目的是发展更高效、更具成本有效性的医疗卫生体制。1993 年，德国实施《医疗机

---

① 隋学礼. 德国医疗保险双轨制的产生、演变及发展趋势 [J]. 德国研究，2012（04）：53-63+126.

② 刘林森. 德国探索医疗改革之路 [J]. 中国信息界，2012（05）：26-28.

构法》，主要内容包括在患者方面实行费用分担机制，增加参保人个人责任，允许投保人拥有自由选择疾病基金的权利，以加强保险经办机构之间的竞争，医疗机构方面通过付费方式改革加强对医疗机构的费用控制等。2003 年，德国颁布《法定医疗保险现代化法》，建立处方药小额医保共付机制，以抑制患者对昂贵药品的使用，推行了基于类别的药品参考价格体系，以控制同类别药品的价格差异，减少法定医疗保险受益项目等。随着医保付费从后付费转向预付费，以及医保谈判、费用控制等一系列医疗保险改革，德国医院也迎来市场化改革的新时期。改革初期，小型医院为改革主体，由于地方政府难以维持医院运营，大量的公立医院被出售给私人投资者。进入 21 世纪后，医院改革进入大规模市场化时期，大型公立医院甚至教学医院被私有化。经过改革，私立医院占比已超过公立医院所占比重。

（三）综合性深化改革时期

21 世纪末期的问题还未完全解决，德国医疗卫生体制又增添了新的烦恼，包括未参保人群医疗费用问题、疾病基金组织过于分散问题、医疗费用持续居高不下问题等。于是，德国社会民主党和德国联盟党共同推动了新的医疗卫生体制改革。2007 年，德国通过《法定疾病保险—强化竞争法》，对医疗卫生体制进行了里程碑式的改革，提出了建立全民医疗保险体制、改善医疗服务供给、推进法定医疗保险和私人医疗保险的现代化、改革医疗保险筹资管理体制等主张。2011 年，德国颁布了《法定医疗保险护理结构法》，旨在改善全国范围内医疗服务的供给结构，解决医疗服务供给不均衡的问题。2014年，德国通过了《进一步发展法定医疗保险资金结构与质量法》，并于 2015 年 1 月起将医疗保险费率调整为 14.3%，此外疾病基金还可以自己决定附加费率。相比 20 世纪 70 年代开始的以节约医疗成本为主的改革，新一轮的改革具有综合性，囊括了医疗服务质量、医疗保险覆盖率、医疗保险基金，此外，不仅涉及法定医疗保险改革，而且将私人医疗保险和法定医疗保险的竞争纳入改革范围。尽管 21 世纪的改革具有较强的创新性，但没有改变德国医疗卫生体制的根本架构，整体还是以局部调整为主。

二　外部环境对德国医疗卫生体制形成和发展的影响分析

（一）行会传统奠定了自治管理的基石

德国医疗保险实行高度自治管理，联邦联合委员会作为最高自治管理机构，具有高度的医疗资金监督与管理权限，独立运行，各私立非营利性法定医疗保险机构依据既有法律对参保居民实施筹资、报销、健康管理、费用监督等事务。这种自治特色与其悠久的行会发展历史密不可分。早在中世纪，德国商人和独立的手工业者聚集在行会中，这些行会还被赋予与公司相类似的法律地位，行会的建立，一方面是为了更有效地代表他们的政治利益；另一方面是为了限制他们之间的竞争，确保行会成员能够生存。社会保护是行会的重要功能，为在行会中联合起来的商人或手工艺者提供支持。由于德国在普鲁士王国统一德国之前，长期处于战乱状态，工业革命和现代工厂建立均晚于欧洲其他国家，也使行会能够得以较长时间地保留。由于行会悠久的自治历史、社会福利历史，行会的组织形态一直延续到今天的医疗保险组织形式中，这些健康保险公司是公法下具有自治权的机构，独立运行和管理。1970 年，德国法定医疗保险组织达到 1815 个，在合并与整合的趋势下，截至 2021 年，德国还有 103 个独立疾病基金组织，① 其中，技术人员健康保险公司在全国拥有 1081 万参保人，是德

---

① Die gesetzlichen Krankenkassen［EB/OL］.（2022-01-01）［2022-01-03］. https：//www. gkv-spitzenverband. de/krankenversicherung/kv_ grundprinzipien/alle_ gesetzlichen_ krankenkassen/alle_ gesetzlichen_ krankenkassen. jsp.

国最大的法定健康保险公司，领先于巴尔默公司（Barmer）的 874 万和德国职工健康保险公司（DAK Gesundheit）的 554 万参保人。[①]

（二）工人运动促进了社会团结

19 世纪末，德国工业发展迅速，工厂中的机器全速运转，但工人每天通常在恶劣和危险的条件下工作，工作量很大，但挣钱很少，没有社会保障。伴随着马克思主义的传播，越来越多的工人组织起来，成立工会和政党来维护自己的利益。这一时期最著名的政党就是 1875 年成立的德国社会民主党（SPD）。德国社会民主党时任总理俾斯麦认识到工人运动带来的危险，但他处于一种进退两难的境地，一方面面临不再想被剥削的工人，另一方面俾斯麦又不想宠坏富有的工厂主，他必须找到一个双方都满意的解决方案，于是，俾斯麦不得不采取行动并起草了一份社会事务计划——《德国疾病保险法》。该法案于 1883 年 6 月 15 日生效，采取劳资双方共同缴费形式，这种保险模式有助于加强产业工人与现存国家架构的联系，将工人和各邦国都绑在"德意志的战车上"[②]。工人运动催生了社会团结和集体谈判的传统，表现在医疗卫生体制中，便是健康保险公司和服务提供者的许多事项必须由各自协会以集体协议的形式进行规范，集体协议和联合自治委员会制定的规范对个体行为者具有约束力。

（三）计划市场体制助推管理与竞争的融合

第二次世界大战之后，德国分裂成两个国家，分别受到英、法自由市场经济和苏联体制的影响。两德统一后，采取了混合的计划市场体制。一方面，政府有意识地加速完善社会保障体系，使每个

---

① Deutschland Weitere Angaben zu dieser Statistik, sowie Erläuterungen zu Fußnoten, sind auf Seite 8 zu finden ［EB/OL］.（2021 - 10 - 01）［2022 - 01 - 03］. https://www. krankenkasse n. de/krankenkassen-vergleich/statistik/versicherte/aktuell/.

② 华颖. 德国医疗保险自治管理模式研究 ［J］. 社会保障评论，2017（01）：153-159.

人在生、老、病、死、伤、残、孤、寡以及教育、就业等方面都得到保障，并采取强制性的方式要求所有民众均参加医疗保险。但另一方面，国家虽然干预市场和社会，但不直接参与到社会事务中，政府干预的目标兼顾经济目标和社会目标，坚持效率原则和公平原则的统一。政府干预的手段也以法律手段为主。德国《社会法典》第五卷详细规定了医疗保险主体的权利与义务。因此，虽然德国法定医疗保险由上百个市场性疾病基金组织分别承担，但政府法律却对医疗保险筹资的费率、享受的医疗待遇做了大致统一且详尽的规定，使各疾病基金组织在保持竞争性的同时，又保持医疗保险服务供给基本相同。在计划市场体制的影响下，德国形成了议会立法、行政监督、司法裁判、自治管理机构实施的医疗卫生体制模式，这种政府与市场的充分融合，成为保障德国医疗卫生体制长期健康发展的重要原因。

第二节　德国医疗卫生体制内部运行机制与主要特点

一　德国医疗卫生体制内部运行机制

（一）医疗服务供给机制

在德国，患者可以自由选择医生，如果有法定的医疗保险，可以在注册的签约医疗服务提供者中选择。基层的全科家庭医生是病人患病后的首位联系人，一般需经过预约；急诊时，医生可以及时安排患者诊疗，部分医生还能够随时上门进行诊疗。全科医生大多数属于私人执业，报酬从医保基金中获得，主要面向居民的常见病、小病、慢病等。除了疾病诊治，家庭医生的职责范围还包括患者的病历档案管理、转诊、转院手续的处理、诊疗出院后续的护理以及家访等。在某种意义上，家庭医生不仅是患者的初诊医生，也是患者诊疗全过程的管理人或经纪人。此外，部分专科医生也承担了初诊的职责，病人可以直接到眼科医生、妇产科医生、儿科医生等处，专科医生在诊疗结束后也会将病情反馈到患者的家庭医生处，便于疾病信息的汇总。德国还有许多团体执业或医疗中心，由两名或两名以上来自医疗卫生专业的医生和专家共同工作，此类大型诊所能够提供只有在医院才能提供的服务，例如特殊检查或门诊手术。

只有当家庭医生提供的医疗服务不足以满足患者需要时，或者在紧急情况下，患者才会到医院接受治疗。家庭医生会决定是否需要在医院接受治疗。在转诊中，家庭医生还会指出哪一家医院可以进行所需的治疗，但如果患者想去不同的医院治疗，而不是初诊医生所建议的医院，则可能会产生自付费用。在医院治疗中，患者会和医院达成书面协议，涉及由专业医务人员进行治疗、通过训练有素的护理人员进行护理，以及就医期间食宿等内容。虽然必要的医疗和食宿将通过法定医疗保险支付，但住院期间患者个人需每日支付 10 欧元，每年最多 28 天的共付费用（如果是住院分娩，则不必支付这笔费用）。德国医院奉行为迫切需要医疗护理的病人而设的原则，因此，医院除了接受转诊患者外，还接受紧急情况的急诊患者，这些紧急情况主要指威胁生命的疾病或伤害，如高烧、骨折、头部受伤、强烈出血、呼吸急促、中毒和意识丧失等情形；但对轻微性疾病则不予接待。

（二）医疗保险机制（医疗服务筹资机制）

德国实行"法定医疗保险+商业医疗保险"的双轨运行模式。与别国商业医疗保险作为社会医疗保险的补充不同，商业医疗保险在德国是强制参保模式下的另一种选择，即除了法律要求必须参加法定医疗保险的人员外，其他人员（如高收入者）可以在法定医疗保险或商业医疗保险中择其一参加。根据德国医疗保健质量和效率研究所官网资料，目前约 87% 的人参加了法定医疗保险，11% 的人参加了商业医疗保险[①]，无任何医疗保险的为 14.3 万人。[②]

德国规定，所有年收入不超过一定数额的员工都必须参加法定医疗保险计划（2021 年为每年 64350 欧元或每月 5362.5 欧元），包括儿童、学生、失业人员和退休人员等，收入较低或没有收入的配偶和子女可以免费参保。[③] 参保人可以自由选择想投保的法定医疗保险公司，但所有医疗保险公司提供大体相同的医疗服务目录，差异主要体现在疫苗数量的多少、牙科护理的服务内容、国外医疗费用报销范围等。德国法定医疗保险费率目前为 14.6%，由雇主和被保险人各支付 7.3%，但是如果医疗保险公司资金不足以支付医疗费用时，医疗保险公司可以向被保险人征收额外的费用。《社会法典》全书规定了法定医疗保险的受益范围，目前包括疾病预防、筛查、治疗和就诊的交通费用。除此之外，因病不能工作的参保者在其病后的前 6 周，雇主需向其支付 100% 的工资，而 6 周后由医疗保险公司向其支付 80% 的工资，直至第 78 周。法定医疗保险也通过个人共付方式减轻道德风险。目前需患者共付的费用主要有如下几种。第一，对于药品、绷带和药物，个人自付比例通常为 10%，但至少为 5 欧元，最多为 10 欧元。个人自付金额有上限，因此额外付款不会成为财务负担，如果药物、治疗和家庭护理的自费部分占其总收入的 2%，则患者当年无须

① IQWiG. Krankenversicherung in Deutschland ［EB/OL］. （2020 - 12 - 04）［2022 - 01 - 13］. https：//www. gesundheitsinformation. de/krankenversicherung - in - deutschland. html# Die-private-Krankenversicherung.

② Berlin/Saarbrücken. Immer mehr Menschen in Deutschland ohne Krankenversicherung ［EB/OL］. （2020-08-04）［2022-01-13］. https：//www. aerzteblatt. de/nachrichten/115627/ Immer-mehr-Menschen-in-Deutschland-ohne-Krankenversicherung.

③ Sozialgesetzbuch （SGB） Fünftes Buch （V） - Gesetzliche Krankenversicherung ［EB/OL］. （2020- 12 - 04）［2022 - 01 - 13］. https：//www. gesetze - im - internet. de/sgb ＿ 5/ BJNR024820988. html.

继续支付自付费用。对于慢性病患者，法定健康保险个人共付限额为1%。第二，在提供义齿时，拥有法定健康保险的人必须自己承担平均护理费用的35%～50%。第三，对于医药产品，共付比例为费用的10%，以及10欧元的处方费。第四，对于住院治疗和后续康复等住院事项，被保险人必须每日缴纳10欧元，每年最多28天。第五，在家庭护理情况下，共付比例为费用的10%，每年最多28天。①

商业医疗保险的保费金额不像法定医疗保险基于收入，而是基于年龄、健康状况和期望的医疗待遇。商业医疗保险公司提供基本医疗服务以及个性化医疗服务，基本保费范围内的服务与法定健康保险的强制性服务相对应，但同时也有资深主任医师治疗、单人病房以及特殊医疗服务等个性化服务。

（三）组织管理机制

不同于其他国家，德国的卫生部在医疗卫生体制中发挥的功能较为有限，主要负责相关法律、条例以及行政法规的起草制定，以及医疗保险绩效管理等宏观监督职责。医疗卫生体制的执行主要由联邦联合委员会自治管理。联邦联合委员会是德国卫生保健系统最高权威的自我管理机构，受联邦卫生部监督，但并不是其附属机构。近年来，越来越多的国家任务被委托给联邦联合委员会，其决策须提交给联邦卫生部进行审查，但是，卫生部的审查仅限于决策的法律正确性，而对具体内容和技术不做干预。其职能主要是根据已有的医疗改革法案制定具体的行业法规，以及进行德国医疗卫生体系的日常管理。该委员会的决策对参保人、医疗服务供给者以及医疗费用支付者均具有法律约束力。目前该委员会包括全国法定健康保

---

① GKV-Statistik. Bundesministerium für Gesundheit［EB/OL］.（2021-06-04）［2022-01-13］. https：//www.sozialpolitik-aktuell.de/files/sozialpolitik-aktuell/_Politikfelder/Gesundheitswesen/Datensammlung/PDF-Dateien/abbVI6.pdf.

险医师和牙医协会、德国医院联合会、中央联邦健康保险基金协会。

德国法定医疗保险由私立非营利性的疾病基金组织（医疗保险公司）提供，疾病基金组织是公法下具有自治权的机构，独立管理，分为地方性医疗保险公司、企业医疗保险公司、行会医疗保险公司等类型。这些疾病基金组织具体承担医疗保险费用的征缴、待遇给付等职能。2021 年德国共有 103 个疾病基金组织，呈现下降趋势。① 根据前联邦卫生部长乌拉·施密特的观点，未来的医疗保险公司还会进一步合并和缩减，30~50 个就能满足德国医疗保险筹资需要。《卫生保健结构法》规定，每个参保者都可自由选择疾病基金组织，每年他们可在 3 个月告知期后参加其他疾病基金组织。所有的综合性地区基金组织和替代性基金组织都可合法地向所有人开放，但必须与申请者签订合同。公司基金组织和行业协会基金组织可不向所有人开放，但若其选择开放，它们也必须与申请者签订合同。只有农民基金组织、矿工基金组织和海员基金组织的参保者仍是面向老会员的。

二　德国医疗卫生体制主要特点

（一）注重团结互助

德国医疗卫生体制最重要的原则是秉持社会团结初衷，即医疗保险中的成员互助共济、解决医疗风险。因此，德国医疗卫生筹资缴费取决于被保险人的经济收入，而待遇则依据被保险人的需求原则，确保医疗卫生资源公平地分配给每一个社会成员，而不因其经济状况、健康状况、年龄状况等有所区别。《社会法典》对这种医疗待遇的公平享受有着明确规定，即要"确保根据普遍接受的医疗知识水平，

---

① Der GKV-Spitzenverband. Die gesetzlichen Krankenkassen ［EB/OL］. （2022-01-01）［2022-01-13］. https：//www. gkv-spitzenverband. de/krankenversicherung/kv_ grundprinzipien/alle_ gesetzlichen_ krankenkassen/alle_ gesetzlichen_ krankenkassen. jsp.

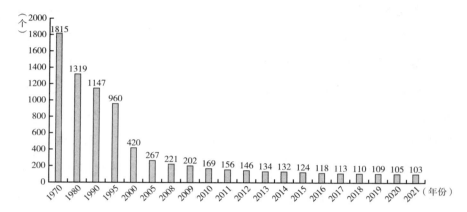

图4-1　1970~2021年部分年份德国法定疾病基金组织（医疗保险公司）数量

资料来源：Der GKV-Spitzenverband. Die gesetzlichen Krankenkassen［EB/OL］.（2022-01-01）［2022-01-13］. https://www.gkv-spitzenverband.de/krankenversicherung/kv_grundprinzipien/alle_gesetzlichen_krankenkassen/alle_gesetzlichen_krankenkassen.jsp。

以需求为导向均匀地照顾被保险人"，由于这种注重社会团结的精神，德国医疗卫生体制实现了有效的资源再分配。此外，社会团结还体现在，医疗保险公司和医疗服务提供者的许多事项必须由各自协会以集体协议的形式进行规范，集体协议和联合自治委员会制定的规范对个体行为者具有同样的约束力，因此，各类协会，如全国法定健康保险医师协会、医院协会、全国法定健康保险基金协会等发挥了较大的促进社会团结的功能。这种社会团结的组织形式和使命宗旨与中世纪开始发展的德国行会传统有紧密联系。

（二）实行高度自治管理

医疗卫生系统是社会系统中较为复杂的系统之一，各医疗主体间利益相互冲突但又必须相互协调。大部分国家选择政府治理或市场手段来协调这种关系，而德国选择了参与主体本身，即医生、医院、医疗保险公司和被保险人的代表共同承担医疗卫生领域的联合自治。在最高管理机构上，联邦联合委员会作为最高自治管理机构，具有高度的资金监督与管理权限，独立运行。在医疗服务领域，德国医院有公立和私立两种，但不论公立还是私立医院，均按照法律以董事会的方式运行，即便是公立医院，医院也享有完全独立的人事、财政等管理权限。在医疗保险领域，各私立非营利性法定医疗保险机构依据既有法律对参保居民实施筹资、报销、健康管理、费用监督等事务。在整个医疗卫生体制中，政府仅承担基本政策制定，以及宏观指导与监督的职能，甚至在基本法律之外的很多政策也交由联邦联合委员会制定提交，体现了高度自治原则。自治管理在内部治理方面表现为劳资自治、专业自治与共同自治特色，在外部治理方面则呈现出议会立法、行政监督、司法裁判、自治管理机构实施的特征。① 这种高度自治管理特征，与德国医疗保险建制之初的劳资冲突和谈判历史有着紧密联系。

（三）强化竞争机制运用

德国医疗卫生体制中竞争机制的融入始于 20 世纪 80 年代，随后逐渐呈现加强态势。首先，德国允许参保人自由选择法定医疗保险公司，在法定医疗保险公司数量充足的情况下，此举有效促进了医疗保险公司竞争，很多医疗保险公司纷纷推出了额外的医疗福利吸引参保人员的加入。其次，商业医疗保险和法定医疗保险的竞争。由于德国允许高收入人员在法定医疗保险和商业医疗保险之间选择，尽管客户群体所占比重较小，但也使商业医疗保险得到了与法定医疗保险竞争的机会，形成了独具德国特色的"双轨制"保险系统。再次，自 20 世纪 90 年代起，德国医院开始推进市场化改革，大量的公立医院变为私有性质，留存的公立医院中也开始出现股份制改革，当前，德国基本处于公立医院、非营利性医院、私营医院三分天下的局面，德国

---

① 华颖. 德国医疗保险自治管理模式研究［J］. 社会保障评论，2017（01）：153-159.

医院市场化改革的目的也是促进医疗服务间的竞争发展，从而提高医疗服务效率。最后，德国实行医药分业，药品由私立供应商提供，但要求药品供应商分店不能超出 4 家，以防止寡头垄断现象的发生。可以看出，在德国医疗卫生体制中，不管是医疗服务供给方还是医疗保险方，均融入较为充分的竞争机制，这也是德国医疗保险制度能够长期高效运行的重要原因之一。

第三节　德国医疗卫生体制存在的主要问题与改革趋势

一　德国医疗卫生体制存在的主要问题

（一）医疗费用上涨和筹资困难问题

医疗费用上涨问题是德国医疗卫生体制改革的核心问题，也是老大难问题。由于人口老龄化、经济增长放缓以及疾病谱变化等，尽管引入市场化机制，但德国医疗费用一直居高不下。根据联邦卫生部数据，2020 年德国法定医疗保险支出为 437.8 亿欧元（见图 4-2），比 2000 年增长了约 1 倍，位于美国、中国、日本之后，是欧洲地区医疗支出最高的国家。在人均医疗卫生支出方面，根据经合组织国家数据，2019 年德国人均医疗卫生支出为 6518 美元，位于美国、瑞士和挪威之后，排名依然靠前。[①] 新冠肺炎的流行，使现收现付制的医疗保险模式受到严重冲击，根据《2020 年法定医疗保险年度报告》，德国法定医疗保险 2020 年面临 166 亿欧元的资金缺口，2022 年将

---

① Gesetzliche Krankenversicherung-Kennzahlen und Faustformeln. Gesetzliche Krankenversicherung [EB/OL]. (2021-11-08) [2022-01-13] . https：//www.bundesgesundheitsministerium.de/fileadmin/Dateien/3_ Downloads/Statistiken/GKV/Kennzahlen _ Daten/KF2021Bund _ Juli _ 2021. pdf.

达到 220 亿欧元，有机构预测，在没有减少福利，也没有增加联邦补贴或提高医疗系统效率的前提下，2035 年的法定健康保险缴费率应为 20.6%，到 2045 年缴费率甚至会达到 23.3%。① 现收现付制给健康保险带来了长期的融资难题，年轻劳动者不仅要为自己的医疗保险买单，还要为越来越多的老年人支付医疗费用，这意味着拥有法定医疗保险的人医疗保险缴费会越来越高，而未来享受的医疗保险服务可能会少得多。医疗费用控制将是德国相当长时间内面临的首要难题。

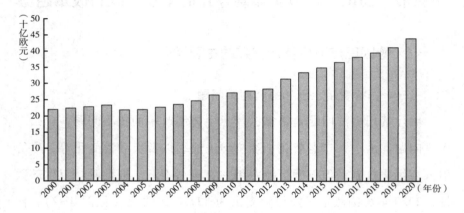

图 4-2　2000~2020 年德国法定医疗保险支出

资料来源：Gesetzliche Krankenversicherung – Kennzahlen und Faustformeln. Gesetzliche Krankenversicherung［EB/OL］.（2021-11-08）［2022-01-13］.https：//www.bundesgesundheitsministerium.de/fileadmin/Dateien/3＿Downloads/Statistiken/GKV/Kennzahlen＿Daten/KF2021Bund＿Juli＿2021.pdf。

（二）医疗系统碎片化

分散自治一直是德国医疗卫生系统的显著特点，在改革发展中，

---

①　GKV – Spitzenverband. Corona – Pandemie：Herausforderungen fürGesundheit und Pflege Geschäftsbericht 2020［EB/OL］.（2021-06-08）［2022-01-13］.https：//www.gkv-spitzenverband.de/media/dokumente/service＿1/publikationen/geschaeftsberichte/GKV＿GB2020＿RZ＿barrierefrei＿01.pdf。

"自治"的运行体制始终保持，但"分散"给医疗卫生系统带来的问题逐渐增多。德国医疗卫生系统中法定疾病保险基金组织较多，且分为不同类型的保险组织，过多的经办主体带来了效率流失、管理杂乱、谈判能力不足、基金抗风险能力低等问题。此外，医疗保险公司之间的竞争市场逐渐恶化，医疗保险公司常常陷入参保人员争夺战。在遭遇突发公共卫生灾害时，分散的医疗保险经办公司更难以形成合力来抵抗大规模社会风险。分散化带来的医疗卫生系统复杂性、缺乏透明度和"混乱的资金流动"逐渐受到公众的批评。

（三）部分环节医疗资源薄弱

尽管德国与其他欧洲国家相比有着更好的医疗条件，但仍然存在一定的资源不足现象。相比城市，农村地区寻找医生的距离更远，急诊医疗服务无法满足患者需求。医院人力资源面临人手不足局面，全科医生和护理人员数量在不断下降，根据经合组织国家数据，2016年，只有 16.7% 的医生担任全科医生，比欧盟的平均份额低，偏远地区和农村地区的医生更为紧缺。① 医疗数字化发展较慢，电子病历和电子处方仍处于试点阶段。在面临突发公共卫生事件时，部分医疗物资仍然十分紧缺。

二 德国医疗卫生体制改革趋势

虽然德国近年的医疗卫生改革颇为频繁，但讲求社会团结的制度宗旨没有变，民众的认可度也较高。根据德国市场研究机构凯度公司（Kantar）的一项调查，78% 的法定医疗保险人、93% 的私人医疗保险人对德国医疗保健系统的表现感到满意或非常满意，即使在新冠肺炎

---

① OECD. Germany：Country Health Profile 2019 ［EB/OL］. （2019-11-28）［2022-01-13］. https：//www.oecd.org/publications/germany - country - health - profile - 2019 - 36e21650-en.htm.

疫情流行期间，"双轨制"医疗保险系统在价格和服务方面也都获得了公众认可。[①] 据此可以预见，未来的改革仍将呈现渐进性特点，主要集中于促进跨部门形式的一体化护理、提高医疗服务质量、增加医疗服务的平等性、加强法定医疗保险与私人医疗保险之间的竞争等方面。

（一）医疗卫生系统市场化和机构整合

提升医疗卫生系统的效率仍将是德国近期发展的核心任务，因此更大程度竞争要素的融入，以及分散型机构的整合将会持续。首先，德国将会继续提高私营医院的数量占比，使私营医院拥有更多的床位数，从而真正获得与公立医院竞争的能力，近些年部分公立医院减少了床位数量，将公立诊所出售给私人供应商或关闭了诊所便印证了这一趋势。其次，德国将继续整合小型的法定医疗保险疾病基金组织，通过集中管理来产生规模经济，并获得更大的议价能力。最后，商业医疗保险将得到更好的发展，从公众的满意度可以得知，商业医疗保险的满意度更高。在获得与法定医疗保险竞争权之后，商业医疗保险将进一步扩大其发挥空间，为居民提供更好的选择和服务，促进德国"双轨制"医疗保险的发展。

（二）医疗卫生系统集中化趋势增强

以德国建立国家医疗卫生基金为标志，德国医疗保险谱写了全国统筹的新篇章，此举主要是为应对各疾病基金组织可能面临的收支赤字。因此，在前期高度分散自治的发展后，德国将有意加强集中统一管理，尤其在医疗保险方面。德国将统筹管理各公司收缴的医疗保险

---

① Kantar. Umfrage: Große Zufriedenheit mit dualem Gesundheitssystem ［EB/OL］. （2021-10-12）［2022－01－13］. https://www.pkv.de/verband/presse/meldungen－2021/umfrage－grosse－zufriedenheit－mit－dualem－gesundheitssystem/#: ~: text = 10. 2021%20%2D%2078%20Prozent%20der%20gesetzlich，f%C3%BCr%20die%20j%C3%A4hrliche%20Continentale%2DStudie.

基金，并实现一定程度的统筹使用，对收不抵支的公司予以帮助，从而保证全国层面基金的安全性。此外，德国将加强法定医疗保险和商业医疗保险的集中管理，未来将进一步对商业医疗保险的功能和定位进行细化，使医疗保险"双轨制"有序发展。

（三）提升医疗服务质量

在医疗服务方面，德国将致力于缩小城乡差距，加大医疗服务在农村和偏远地区的供给。发展数字化医疗卫生服务体系，推动电子病历、电子处方等新技术方式的使用，提升医疗服务智慧程度。探索实行个性化的医疗服务方案，推动医疗服务模式创新。做好病人初诊和医院转诊之间的衔接，尤其是增强急诊医疗的能力。扩大对全科医生、护理人员的招募。解决好移民医疗服务过程中的文化差异等难题。

第五章　新加坡医疗卫生体制：外部环境、内部机制与改革趋势

新加坡作为发达国家的后起之秀,独特的医疗卫生体制也长时间被认为是"冷门""小众",强调个人责任的储蓄制保障模式常被批判,但历经多年改革,新加坡的医疗卫生体制绩效却表现不俗,这与新加坡近年持续不断地改革密切相关。如今,很难再把"缺乏互助"作为批判新加坡医疗卫生体制的原因,改革当下的新加坡正逐渐呈现"混合"模式的发展特征,在国际医疗卫生体制舞台上展现了亚洲特色。

第一节　新加坡医疗卫生体制发展历史与外部环境

一　新加坡医疗卫生体制发展历史

（一）沿袭英国免费医疗模式时期

20 世纪 80 年代以前，新加坡一直沿袭英国殖民政府留下的免费医疗模式。基于这种模式，政府卫生服务由国家税收集中提供和资助，反对私人市场和传统中医学。殖民政府在 20 世纪初期推出

了一系列医疗卫生服务，包括 1907 年的母婴保健服务、1921 年的学校保健服务和 1929 年新加坡第一家公共牙科诊所。到 20 世纪 40 年代，新加坡医疗卫生系统的发展因第二次世界大战和日本占领而中断。战后初期，营养不良现象普遍，婴儿死亡率高，传染病广泛传播，于是殖民政府恢复了公共卫生系统。1948 年，殖民政府批准了当时的医疗服务总监维科斯博士的医疗计划，建立了更多的妇幼诊所，推进医院的扩建和现代化，发展学校诊所，针对传染病进行大规模免疫接种。1965 年，新加坡独立后，推出了多种全国性的健康运动来解决国家的健康问题，包括 20 世纪 60 年代发起的计划生育运动和牙齿健康运动、20 世纪 70 年代的全国心脏周和 20 世纪 80 年代的全国吸烟控制计划，这一时期新加坡还建立了网络化分布的诊所和公立医院，为全国居民提供健康服务。整体来讲，这一时期，新加坡虽然实行英国免费医疗模式，但限于政治发展环境、经济发展水平，免费医疗服务的内容以基本的公共卫生和医疗服务为主。

（二）强制储蓄型医疗保险建立和医院市场化改革时期

随着新加坡经济社会的发展，以及人们对健康的需求增长，构建更高质量、更有效率的医疗卫生体系成为新加坡的改革重点。1983 年，新加坡卫生部颁布了建国后第一个综合性的《国民健康计划》，提出实施积极的疾病预防和倡导健康生活方式，建立可负担的医疗费用机制。1983 年，新加坡医疗保险中的第一个项目强制储蓄（Medisave）宣布建立，颠覆性地采取了雇主和雇员共同缴费模式的强制储蓄制度，奠定了新加坡医疗保险体系的基石。与此同时，新加坡在医疗服务方面也开启了市场化改革的步伐。1985 年新加坡将国立大学医院公司化，1989 年又将新加坡综合医院公司化，这一时期新加坡建立了最大的私立医院伊丽莎白山医院，以及前汤姆森医疗中心（现称为汤姆森医疗私人有限公司）。私立医院开始发展，公立医院也开始实行公司化运行模式，医疗服务领域内部开始实行市场化机制。

（三）多层次的医疗保险体系和多元化的医疗服务市场发展时期

从 20 世纪 90 年代开始，新加坡医疗卫生体制不断完善，多层次的医疗保险体系相继建立，新加坡医疗卫生体制的基本形态初步形成。由于医疗费用的上涨，1990 年新加坡针对大病保障增加了健保双全计划，1993 年增加了针对贫困人口的医疗保险基金计划，初步形成了新加坡医疗保险体系。1993 年新加坡发布《可负担的医疗》白皮书，强调了新加坡医疗卫生体制发展中将强化竞争和市场力量，坚持个人承担自己的健康责任，政府承担兜底责任等内容。为应对人口老龄化带来的老年人医疗费用难题，2007 年，新加坡专门建立了针对老年人的银发医疗基金（Medifund silver）。

这一时期，新加坡医院改革也进入快速发展时期，主要内容有实行公立医院医疗费用的总量控制、组建两个纵向一体化的医疗服务集团（即新加坡卫生服务集团和国家卫生保健组织）、深化公立医院公司化运作方式，建立了国有民营的公立医院、政府医院和私人医院三者并立的医疗服务格局。① 2012 年，新加坡在《2020 年医疗保健总体规划》战略背景下，推出一系列改革，包括组建区域医疗保健系统，发展综合护理，引入门诊团队护理，扩大社区健康援助计划范围（CHAS），为 40 岁及以上的中低收入新加坡人提供私人全科医生（GPs）和牙科诊所的补贴门诊等服务。至此，新加坡形成了多层次的医疗保险体系和多元化的医疗服务市场。

---

① 詹国彬. 新加坡公立医院体制改革及其对我国的启示 [J]. 东南亚研究，2013（01）：17-23.

二　外部环境对新加坡医疗卫生体制形成和发展的影响分析

（一）殖民背景限制了新加坡医疗卫生体制可选择的模式

新加坡在国家发展历史进程中经历了多段殖民过程。1819 年新加坡成为英属殖民地，1942 年被日本占领，二战后英国重新回到新加坡领土，1959 年新加坡摆脱殖民统治成立自治邦，1963 年加入马来西亚联邦，1965 年正式独立，宣布建立新加坡共和国。随着新加坡的经济发展，社会问题也逐渐积聚，新加坡也需要建立应对养老、医疗等社会问题的福利体制。1955 年，新加坡酝酿出台中央公积金法案，此时新加坡尚处于英国殖民统治期内，而英国又即将离开新加坡，因此政府没有意愿为新加坡建立完全英国式的免费医疗制度。在这种背景下，中央公积金法案的基本原则就是不能增加殖民政府的财政压力，需要赋予个人较多的责任。因此，最初的中央公积金医疗账户中只设计了个人责任和企业责任，政府财政并不参与其中。

（二）相对稳定的政治环境与经济优先的政党理念推动了中央公积金模式的成熟定型

新加坡在政治体制上实行较为稳定的政治控制，虽然是多党制，但人民行动党长期处于执政党地位。首先，人民行动党执政地位的相对稳定，便为其快速施展社会政策提供了先决条件，虽然最初的中央公积金基本是强制储蓄，缺乏社会互助，但是能够在执政党的推动下快速实施。这也是新加坡虽然没有直接介入中央公积金，但是政府角色仍然突出的原因之一。其次，新加坡人民行动党不仅牢牢掌握政权，也寻找一切机会渗透到经济社会运行中，因此设立了诸多的政府垄断型企业，中央公积金管理局便是政府增强经济能力、确保社会稳定的重要法宝。最后，执政党的执政理念也使新加坡只能采取个人责任较强的公积金制度。新加坡前总理李光耀说，如果社会主义是最终哲学，而这种哲学是要每一代都有相等的机会，不会因为上一代，也就是他们的父母，因不同的天赋和不同的努力而导致不平等现象出现，那么，这种社会主义就不会失败。即使这样，如果以社会主义为名而在重新分配财富方面走得太远，这将抑制竞争和力争上游的主动性。拉惹勒南（Rajaratnam）说："我们要让人民懂得，政府不是一个慈善机构。每一个人只能得到他自己的劳动所得。我们要把福利减少到最低限度，即只限于残疾人和老人。对于其他人，我们只提供一个平等的机会，让他们自食其力。"由此能够看出新加坡执政党对社会福利模式的偏好。在这种执政理念下，新加坡既没有完全借鉴中国计划经济下的国家保障模式，也没有盲从西方剩余式社会保障模式，而是开创性地创造了凸显个人参保义务的中央公积金模式。①

（三）经济发展为新加坡医疗卫生体制奠定了良好的经济基础

经济环境注定了新加坡对中央公积金模式的青睐。历史上的新加坡经济并不发达，自然资源也极为匮乏。近代以后随着航运技术的发展，新加坡的地理优势逐渐显现，优美的自然环境成为宝贵的旅游资源，带动了经济发展。到20世纪80年代，随着世界贸易产业链国际化，新加坡抓住了制造业的发展春天，成为亚洲经济发展"四小龙"，并在1999年被世界银行定位为高收入国家。根据国际货币基金组织数据，1986年新加坡人均GDP为6871美元，2019年便已增长到66263美元，② 中间虽有小幅度波动，但整体呈现较为强劲的增长趋势。因此，在中央公积金法案出台之时，正值新加坡经济发展迈步阶段。综观国际社会保障发展规律，不论是英国的重商主义，还是中国20世纪90年

---

① 贾玉娇. 新加坡社会保障制度［M］. 北京：中国劳动社会保障出版社，2017：47.

② IMF. World Economic and Finiancial Surveys［EB/OL］.（2021-10-21）［2022-01-03］. https：//www.imf.org/en/Publications/WEO/weo-database/2021/October.

代末的社保为国企改革配套，在经济发展起步阶段，人们对财富的追求会远远超出对社会福利的需求。因此，经济发展优先，成为新加坡处理经济与社会事务的基本理念。中央公积金自然无法采取高税收高转移支付的北欧模式，抑或欧洲大陆的社会保险模式，而采取了个人激励性极强的公积金模式，从而避免福利体制对经济发展的阻碍。

（四）浓厚的儒家思想传统赋予了新加坡独具东方特色的医疗卫生体制

新加坡 70% 的人口都是华人，深受儒家文化思想影响。一方面，儒家思想强调"忠"，即把自己的命运和国家民族的命运联系在一起，强调个人责任和义务，而不是简单地把社会保障推向国家。① 因此，儒家思想影响下的社会保障能够赋予个人较多的责任。儒家思想是中央公积金采取储蓄制模式能够得以成功的文化基础。另一方面，儒家思想强调"孝"，认为家是一个整体。家庭整体论是儒家思想长期倡导的伦理内涵，由于家庭整体论的倡导，家庭成员间互助互济成为一项天然的职责，要对有困难的家庭成员进行帮助。因此，中央公积金制度虽然表现出较强的个人责任主义色彩，但依然允许部分公积金在家庭成员之间的互助，如允许家庭成员共同使用医疗账户。

第二节　新加坡医疗卫生体制内部运行机制与主要特点

一　新加坡医疗卫生体制内部运行机制

（一）医疗服务供给机制

在新加坡患病，必须先去附近社区的诊所就医，初级卫生服务诊

---

① 王峥. 儒家思想在社会保障可持续发展中的积极作用［J］. 理论导报，2014（10）：25-27.

所分为政府负责运营的综合诊所和私人承办的家庭医生式诊所。综合诊所在晚上、周日和公共假期不开放。然而，大部分全科医生诊所在夜间、周末和公众假期是开放的。一般情况下，诊所需要预约，但对于部分服务量较少的私立家庭医生诊所，也可以实现直接即时医疗诊治。若病情超出社区诊所的诊治范围，需经过社区医生的转诊去医院专科就诊，否则即使到医院就诊，其医疗费用也不能享受医疗补贴。除非在病情紧急且较为严重的情况下，病人可以直接去医院的急症部，由医院进行诊治或转入相应的专科诊室进行住院治疗。公立医院和私立医院两种类型医院都可以提供急重症住院、专科治疗和 24 小时急诊服务。当医院认为病人症状减轻时，便会将病人转诊到基层医疗服务机构进行康复护理，基层医疗服务机构包括社区医院、慢性病医院、疗养院等机构，从而实现了"基层首诊，双向转诊"的分级诊疗架构，大大提高了医疗卫生体系的资源利用效率。此外，新加坡还有大量的私人诊所提供针灸、自然疗法、传统中医等医疗服务，虽然新加坡承认中医的替代性保健措施的效用，但与其他亚洲国家不同，新加坡不允许中医在医院内行医。①

从公立医疗系统和私立医疗系统的功能发挥来看，在基层医疗服务层面，新加坡大约有 2000 名全科医生以及 100 余家私人诊所（如弗莱士连锁诊所），私立医疗服务体系承担了 80% 的诊疗服务（见表 5-1），这与新加坡医疗改革的理念相契合，即小病可以由政府之外的力量承担。而在医院医疗服务层面，公立医疗服务体系承担了 80% 的诊疗服务，20% 由私立医院提供。②

---

① Medishield Life Scheme Act 2015（2020 Recised edition）［EB/OL］.（2021 - 10 - 21）［2022-01-03］. https：//sso. agc. gov. sg/Act/MLSA2015.

② Chorh Chuan Tan, Carolyn S. P. Lam, David B. Matchar, Yoong Kang Zee, John E. L. Wong. Singapore's Health-Care System：Key Features, Challenges, and Shifts ［J］. The Lancet, 2021（398）：1091-1104.

表 5-1　新加坡医疗服务供给体系

	公立医疗服务	私立医疗服务
门诊和初级卫生保健	20 家综合诊所，提供一站式门诊服务，保证初级保健和 40% 的慢性疾病	2000 名全科医生，提供约 80% 的初级卫生保健服务
住院服务	16 家公立医院及专科中心，拥有 83.8% 的病床、77.3% 的急诊住院服务人次。采取公司化运营模式。患者可以选择病房类型：C 级病房提供 66%～80% 的补贴，B2 级提供 50%～65%，B1 级提供 20%，A 级不提供	私立医院等待时间较短，但医疗费用更高
康复和护理服务	拥有 1600 张社区医院床位、14900 张疗养院床位、5000 个日托场所和 8000 个家庭护理场所。设施归政府所有，但交由非营利性组织或私营部门运营	民营养老院占疗养院床位总数的 25.2%。政府提供一定补贴

资料来源：Chorh Chuan Tan, Carolyn S. P. Lam, David B. Matchar, Yoong Kang Zee, John E. L. Wong. Singapore's Health-Care System: Key Features, Challenges, and Shifts ［J］. The Lancet, 2021（398）：1091-1104。

（二）医疗保障机制（医疗服务筹资机制）

新加坡的医疗保障机制采取多层次保障模式，包括政府提供的社保援助计划、保健基金救助，也包括中央公积金账户下的强制储蓄、终身健保，此外还有雇主或个人购买的私人医疗保险计划。

1. 政府提供的医疗补贴和医疗救助项目

医疗补贴主要指社保援助计划（CHAS），这项计划自 2012 年起扩大，目的是为中等及低收入的新加坡公民和"建国一代"到公立医院、专科门诊和综合诊所就诊产生的医疗服务费用和药物费用提供补贴，家庭月收入在 1800 新元以下即可申请。主要补贴内容包括患有慢性疾病者接受相关疗程时能享有的医药津贴、较低收费的牙科护理、因常见疾病（如伤风和咳嗽、头痛等）到私人家庭诊所或公立医院的专科门诊诊所就医的医药津贴。该补贴项目在公立医院的病房补贴比例达到 80%，在公立医院的急诊病房补贴比例达到 50%，在专科门诊和综合门诊的药物补贴比例达到75%。① 医疗救助主要指保健基金，用于在使用政府补贴、保健储蓄以及向终身健保医疗保险报销、获得家人援助后仍无法偿还医药费的人员。各地公积金管理局都有一个独立的保健基金委员会来审议和批准保健基金申请，并根据申请人家庭财务、健康和社会状况，以及所产生的医疗费用的数额来决定提供的援助资金额度。2019年新加坡申请保健基金的人数达到121.6万人次，资助资金达到1.59亿元。②

2. 中央公积金账户管理项目

中央公积金中关于医疗保险的设计主要有两项，包括医疗储蓄计划和终身健保计划。医疗储蓄计划是全国性的，可帮助个人将部分收入用于支付其个人或家属的保费、门诊费用、住院费用、长期护理费用等。医疗储蓄计划的缴费率通常为个人工资的8%~10.5%，自雇人士的缴费率为个人收入的5.25%~10.5%，呈现随年龄增长或收入提高而提高的特点。③ 2020年医疗储蓄计划参保人数达到370万人，储蓄余额为1101亿新元。④ 终身健保计划是一项基本医疗保险计划，由中央公积金委员会管理，用以保障住院护理和门诊治疗产生的大笔费用。该保险计划对患者设置了起付线、共付比例以及封顶线，通常不承保初级保健或门诊专科护理和处方药。终身健保计划是一项自愿参保计划，参保人可以通过医疗储蓄计划账户全额支付保费，同样呈

① MOH. Healthcare Schemes & Subsides［EB/OL］.（2022-01-05）［2022-01-13］. https：//www. moh. gov. sg/cost-financing/healthcare-schemes-subsidies.

② MOH. Government Health Expenditure and Healthcare Financing［EB/OL］.（2022-01-01）［2022-01-13］. https：//www. moh. gov. sg/resources-statistics/singapore-health-facts/government-health-expenditure-and-healthcare-financing.

③ CPF. What is MediSave［EB/OL］.（2022-01-05）［2022-01-13］. https：//www. cpf. gov. sg/member/healthcare-financing/using-your-medisave-savings.

④ MOH. Government Health Expenditure and Healthcare Financing［EB/OL］.（2022-01-01）［2022-01-13］. https：//www. moh. gov. sg/resources-statistics/singapore-health-facts/government-health-expenditure-and-healthcare-financing.

随年龄增长或健康状态减弱而提高的特点。新加坡规定，已患有疾病的人也可以参保，但十年内须支付 10%~30% 的附加保费，十年期后可支付与同年龄段其他人相同的标准保费。

表 5-2　新加坡中央公积金账户缴费利率

单位：%

雇员年龄	雇主	雇员	总计
50 岁以下	17	20	37
55~60 岁	14	14	28
60~65 岁	10	8.5	18.5
65~70 岁	8	6	14
70 岁以上	7.5	5	12.5

资料来源：CPF. How much you Contribute Depends on Age［EB/OL］.（2022-01-01）［2022-01-13］. https：//www.cpf.gov.sg/member/cpf-overview。

3. 私人医疗保险计划

私人医疗保险计划（PMIS）允许中央公积金成员使用其医疗储蓄计划账户来为自己和家人（父母、配偶、子女、祖父母和兄弟姐妹）购买综合健保计划。该计划使参保人在终身健保计划的基础上获得额外的保险保护，如保障病人在私人医院或公立医院的 A 级或 B1 级病房住院期间的医疗费用。2020 年购买综合健保计划的人数达到 283 万人。[①] 此外，很多就业单位也为员工购买了额外的私人医疗保险。

（三）组织管理机制

新加坡卫生部负责医疗卫生服务管理，负责对所有医疗机构

---

① MOH. Government Health Expenditure and Healthcare Financing［EB/OL］.（2022-01-01）［2022-01-13］. https：//www.moh.gov.sg/resources-statistics/singapore-health-facts/government-health-expenditure-and-healthcare-financing.

（例如，医院、疗养院、临床实验室、医疗和牙科诊所）进行许可和监管，其中，健康促进局负责健康促进和疾病预防。值得说明的是，当前新加坡的公立医院所有权归属卫生部，但经营权归属公司化的医院法人，所有权和经营权分离，医院具有较为自由的管理权限。医疗保险经办由中央公积金管理局负责。中央公积金管理局成立于 1955 年，是专门负责公积金管理的政府部门，独立于政府财政，上级管理部门为劳工部。公积金管理局实行董事会制，董事会成员均由劳工部部长在得到总理的同意后任命。为满足不同需求，新加坡中央公积金分设了 4 个账户，普通账户的公积金可用于购置政府组合房屋、购买人寿保险、子女教育支出、信托股票投资等；专门账户用于为公积金成员积累退休金，提供养老保障；医疗储蓄账户为公积金成员及其直系亲属支付住院、门诊医疗服务费用，缴纳疾病保险费等；退休账户在成员年满 55 周岁时建立，年满 62 岁时开始支付养老金。

二 新加坡医疗卫生体制的主要特点

（一）积木式发展路径，多层次体系构建

由于新加坡的中央公积金制度是伴随新加坡的经济和社会发展而发展的，新加坡便在其医疗账户中不断增加内容，犹如积木不断累加，形成了一种多层次医疗保险体系。1984 年，新加坡建立保健储蓄计划，以应对个人医疗费用的负担，并同时对医院实行企业化运行。保健储蓄计划虽然强制性地使居民积攒了一定的医疗费用，但针对大病费用依然吃力。1990 年，新加坡推出健保双全计划，以应对大病医疗费用。尽管有了社会保险和保健储蓄账户，但总有贫困人口无力支付医疗费用，于是 1993 年新加坡设立了保健基金，以帮助贫困人口。随着经济和医疗技术的发展，人们对医疗服务也提出更高要

求，1994 年新加坡推出健保双全增值计划，以应对人们对额外医疗服务的需求。2002 年，随着人口老龄化的加重，新加坡推出了乐龄保健计划，以支持老年人的保健需求。从新加坡医疗保险发展历程可以看出，新加坡的医疗卫生体制，是随着其经济和社会环境发展而不断完善的，形成了政府补贴、强制储蓄、大病保险、私人医疗保险、老年人医疗保险等多层次的医疗保险体系。

（二）靠保值增值推动制度发展

由于新加坡近年经济发展态势较好，且中央公积金账户中有大量的资金积累，因此方便中央公积金管理局对资金的运营。目前，中央公积金投资主要可以分为三个部分。第一部分投资于国内的住房、基础设施建设以及部分国外资产，由新加坡政府投资管理公司（GSIC）负责，对于这部分资金公积金参与者可以获得不低于 2.5% 的记账利率（其中专门账户、医疗储蓄账户与退休账户的记账利率不低于 4%）。第二部分是中央公积金投资计划（CPFIS），该计划允许公积金参与者将普通账户和专门账户中超过一定比例的公积金通过购买股票（限于蓝筹股）或共同基金的形式投资于资本市场。第三部分是保险计划基金，新加坡中央公积金包含多个保险计划（包括住房保险、家属保险、大病医疗保险等），保险计划基金的投资主要外包给资产管理公司，可投资于定期存款，可转让存款凭证、股票和债券等。对资金的运营，不仅带动了经济发展，而且能够充实中央公积金中的医疗账户，从而实现强制储蓄模式的长期良性发展。

（三）大力促进市场化改革和企业制运行

市场化特色在新加坡的医疗保险和医疗服务领域均有显现。在医疗保险领域，新加坡中央公积金由新加坡政府投资公司实行企业化运营，以保持资金的高效使用。在医疗服务领域，不论是公立还是私立医院，均可参与到同等的医疗服务竞争中，而且即使是公立医院，也采取了企业化的经营方式，医院享有充分的自由发展空间。在中央公积金账户中，允许个人使用储蓄账户中的资金购买私人医疗保险，建立多层次的医疗保险体系。此外，初级卫生保健领域存在大量的私立诊所和家庭医生，扮演医疗服务守门人角色。通过各个领域不同程度的市场化改革，新加坡保持了整体医疗卫生体制的高效运行。

（四）混合模式逐渐显现

新加坡医疗卫生体制一直被作为强调个人责任模式的代表①，但这种特点近年正在被"混合模式"所取代。首先，医疗服务供给方面，虽然市场化主体占据半壁江山，公立医院和中央公积金管理局也采取市场化机制运营，但政府的责任依然不容小觑，体现在政府依然保有约一半的公立医院，初级诊疗服务体系中也有政府综合诊所的存在。其次，医疗费用保障方面，虽然强制储蓄采取个人账户模式，只能供参保人自己或家人使用，但现在新加坡已经建立了终身健保计划，该计划与大多数国家采取的医疗保险模式是同样的，具有完全的统筹互助功能。此外，在医疗费用保障方面，除了储蓄性质的储蓄账户、保险性质的终身健保，还有政府负责的社保援助计划和政府医药补贴，以及商业保险公司运作的私人医疗保险。在这种混合保障模式下，强制储蓄账户就成为一个综合资金账户，不仅为终身健保提供资金筹集，而且为长期护理保险、乐龄健保、私人医疗保险提供资金筹集的一个综合医疗账户。最后，即使是医疗储蓄账户，也并非完全没有互助性，新加坡允许储蓄资金在家庭成员之间共同使用，体现了东方文化中的家庭互助特色。因此，当前新加坡的医疗卫生体制中，充分融合了政府、市场和非营利性组织，构建了政府补助、储蓄账户、

---

① 廖晓诚. 新加坡医疗保障体系运行机制及现状评述 ［J］. 东南亚纵横，2014（12）：45-51.

社会保险、商业医保等多层次的混合医疗卫生体制，统筹互助性质已得到极大增强。

第三节　新加坡医疗卫生体制存在的主要问题与改革趋势

一　新加坡医疗卫生体制存在的主要问题

（一）医疗资源短缺

长期以来，发展急诊医院和专科医院一直是新加坡医疗护理服务改革的核心，并很好地满足了人们的医疗保健需求，但也导致卫生资源和卫生人员缺乏长远规划，护理人员、医疗社会工作者无法满足需求。加之近年新冠肺炎疫情的影响，公立医院床位严重短缺的问题亟待解决，医院平均床位占用率高、医务人员过度紧张，以及急诊科病人等待可用床位的时间较长，有时医院不得不将患者临时安置在其他地方或转移到社区护理机构。劳动力短缺与慢性病护理对护理人员需求增加，二者之间的矛盾愈加突出，成为公众最不满意的地方。

（二）初级卫生保健服务能力薄弱

新加坡的初级卫生保健服务主要由私人全科医生诊所提供，然而，其中大部分是单一全科医生或采取小团体的经营方式，难以满足患者的就医需求。而政府综合诊所由于其设备、政府补贴等优势，是慢性病患者更加青睐的就诊选择，但目前只服务了约40%的慢性病患者，服务能力无法满足患者需求。尤其是在慢性病患者不断增加和老龄化程度不断加深的情况下，新加坡需要建立更多的综合诊所。此外，许多全科医生诊所没有配备有效的电子病历系统，导致医疗服务提供者之间，以及初级保健和医院服务提供者之间在分享信息方面存在困难，阻碍了整体的医疗护理和疾病预防。

（三）贫困人口医疗保障效果不佳

在医疗费用方面，新加坡设置了较为严格的个人责任，包括起付线、共付比例等，尽管自付费用占医疗保健总支出的比例已经从2003 年的 48.5% 下降到 2017 年的 32.1%①，但个人自付比例仍然较高。在终身健保计划下，居民每年的起付线为 1500～3000 新元和3%～10% 的共付费用②。尽管保健储蓄在减轻患者自付费用负担方面发挥了作用，但在 2015 年之后，该计划主要用于医院治疗，随着慢性疾病的日益流行，长期的门诊护理费用变得更加重要，保健储蓄的影响也越来越小。此外，由于保健储蓄计划是基于就业相关联的医疗保险，因此对中低收入人口和失业人口的帮助作用变得更加有限。随着新的医疗技术水平的提升，公众对医疗服务的期望也越来越高，医疗服务的需求增加和医疗费用的上涨将成为个人需要面对的主要问题。此外，中央公积金账户中，终身健保、综合保健等制度与年龄、健康状况相关联，实行差异化缴费策略给贫困老年人带来较大压力。

二 新加坡医疗卫生体制改革趋势

2000 年，新加坡的医疗卫生体制被世界卫生组织（WHO）评为亚洲最佳，2010 年，新加坡在全球 100 个最佳卫生系统中排名第 6，另据世界卫生组织于 2018 年发布的《世界卫生报告》（World Health Report），新加坡排名第 3，新加坡的医疗卫生体制被世界卫生组织评

---

① Chorh Chuan Tan, Carolyn S. P. Lam, David B. Matchar, Yoong Kang Zee, John E. L. Wong. Singapore's health-care system: key features, challenges, and shifts [J]. The Lancet, 2021 (398): 1091-1104.

② MOH. MediShield Life [EB/OL]. (2022-01-01) [2022-01-13] . https: //www. moh. gov. sg/cost-financing/healthcare-schemes-subsidies/medishield-life.

为亚洲最有效的医疗卫生系统。奥巴马政府的医疗团队也曾将其作为榜样进行参考。根据新加坡卫生部官网数据，85.9%的受访者对医疗保健系统表示满意。新加坡卫生部部长在 2020 年 8 月 25 日的议会上明确"我们必须继续确保优质的医疗卫生服务仍然可获得和可负担得起，并且我们的医疗卫生系统能够更好、更可持续地满足新加坡人不断变化的健康需求"。继 2012 年新加坡颁布《2020 年医疗保健总体计划》后，2017 年新加坡卫生部又启动了《超越医疗保健 2020》战略，确定了医疗卫生体制的三个改革方向，即从费用偿付到健康管理、从医院服务到社区服务、从医疗质量到医疗价值。

（一）加强预防性保健，促进健康体质

为了维护居民健康，新加坡将继续努力改善新加坡人饮食和生活方式，并通过在各种环境中增加对疫苗接种的补贴，使预防性医疗保健更加负担得起和更容易获得。卫生部将通过改善老龄化行动计划，积极管理老年人的健康，并与公众、企业和社区合作伙伴合作，倡导健康的老年人生活习惯。此外，心理健康也将提上日程，为有心理健康问题风险的年轻人提供综合服务等项目。未来将继续筛查糖尿病患者和糖尿病前期患者，优化对糖尿病患者的护理并预防长期并发症的发生，提高患有慢性病的患者在医疗储蓄账户提取资金的额度。针对一般市民，健康促进局将通过"更健康饮食计划"与商业食物及饮品摊档和销售点合作，促进居民饮食健康。

（二）提供更好、更易获得的医疗保健

新加坡表示将在新加坡东部建立新的医院和新的综合诊所以继续提升医疗服务能力，综合诊所数量将从目前的 20 家增加到 2030 年的 32 家。此外，随着 2018 年卫生部从社会和家庭发展部接管了养老职能后，未来卫生部将扩大综合护理机构的服务范围，如老年人社区网络和老年人活动中心，使志愿福利组织、基层机构、保健提供者、公共机构均能得以参与老年人生活护理服务，以促进积极老龄化。为促进医疗服务的可及性，新加坡将大力发展社区医院，开发新的医疗服务模式，使新加坡人能够在社区接受适当的护理，以便他们能够保持健康、更快地康复并避免频繁住院。在医疗人才队伍方面，2021 年底，新加坡医疗卫生行业提供了多个工作岗位和实习、技能培训机会，促进医疗行业人才的发展。此外，受新冠肺炎疫情影响，新加坡正在推进医疗卫生系统的数字化转型和研究工作，以支持远程医疗的使用。

（三）加强长期护理费用保障和费用控制

尽管新加坡的医疗费用支出较低，不像其他发达国家一样成为严峻问题，但新加坡在费用方面的神经始终紧绷着，尤其是对慢性病增多和老龄化加深带来的护理费用问题。2020 年新加坡先后密集推出了长者基金（ElderFund）、终身护理（CareShield Life）和护理储蓄（MediSave Care）三项计划，以保障新加坡人民在老年后的医疗需求和护理需求。长者基金主要为需要帮助支付长期护理费用的严重残疾人，以及其他有需要的公民提供每月高达 250 新元的援助。终身护理将护理补贴提高到 600 新元，并要求 1980 年或之后出生的公民强制性参保。护理储蓄则是允许严重残疾的 30 岁及以上的新加坡公民，每月从自己和/或其配偶的保健储蓄账户扣款，以满足他们的未来长期护理需求。此外，卫生部也正在探索向医院实行基于价值的付费体系，以减少不必要的支出，并采取按绩效付费的策略，达到控制医疗费用、激励医疗服务效果的目的。

第六章　中国医疗卫生体制：发展历程、内部机制与改革成效

第一节　新中国成立后中国医疗卫生体制发展历程

一　计划经济时期的免费/低费医疗阶段

中国传统医疗服务以市场化模式的中医服务为主，现代化的西医服务体系形成于民国时期，并逐渐超越中医成为医疗服务主体。新中国成立后，我国建立了社会主义国家制度，全部生产资料实行公有制。在城市，各级各类医院作为国家重要的组织机构成为"事业单位"，归属卫生部门或各单位管理。医生成为国家"带编"的事业单位人员，国家对居民作出了"公费医疗"或"劳保医疗"的保障安排，并覆盖其家属。居民无须缴费便可享受国家提供的医疗服务，所需资金全部源于财政资金或各单位资方缴纳的劳动保险金。在农村，自 1956 年起，国家依托人民公社逐步建立起以"赤脚医生"为核心的基层医疗服务体系。"赤脚医生"没有国家行政或事业编制，也非系统化培训的专业医生，甚至在初期缺乏专门的医疗场所，却在相当长时间内担负起了中国农村初级医疗服务的重任。对于农村居民来

讲，也仅需缴纳极少的"农村合作医疗"费用，便可在下一年享受"赤脚医生"提供的医疗服务。整体来看，这一时期的医疗卫生体制彰显了社会主义国家特殊的医疗卫生体制安排，且不论是在城市还是在农村，均体现了较强的"计划性""福利性"色彩，医疗卫生各项制度国家计划安排调控，居民在享受医疗服务时不需承担或承担极少的个人责任。尽管计划经济时期我国的医疗技术条件、人均寿命、公共卫生等各方面均落后于世界发达国家，却以极为高效的方式满足了当时条件下紧迫的医疗需求，因医疗导致的社会问题并不突出。

二 医疗卫生体制"经营化"改革时期

改革开放后，我国经济社会条件发生巨大变化，原有的医疗卫生体制与新的外部环境不再协调，我国拉开了医疗卫生体制改革的序幕。[①] 首先，在城市，提供免费的公费医疗服务加上居民个人几乎零责任的控费机制，对于财政实力尚不雄厚的新中国压力巨大。到改革开放之后，企业进入改革期，相继实行承包经营制度、自负盈亏制度、现代企业制度等，各企业"职工统进统出、工资统级统调、财政统收统支"[②] 的平均状态被打破，企业经营状况出现极大差距。依靠企业独立筹资的劳动保险制度更加凸显出"单位差别"，诸多企业难以维系劳动保险医疗的巨大开支，相继开始出现"破产"。其次，对于农村来讲，"赤脚医生"和"农村合作医疗"本身并未发生变化，但其所依托的"合作社"组织相继变为松散型的社会组织，农村的经济发展环境也发生极大变化，"赤脚医生"队伍解散。在内外双重因素影响下，农村的医疗服务受到冲击，传统的"合作医疗制

---

① 杜创，朱恒鹏. 中国城市医疗卫生体制的演变逻辑 [J]. 中国社会科学，2016（08）：66-89+205-206.

② 周绍朋. 国有企业改革的回顾与展望 [J]. 行政管理改革，2018（11）：22-29.

度"也因缴费水平较低不能满足当时的医疗服务需求。最后，医院掀起"营利化"改革浪潮。改革开放后，简政放权、减轻政府负担成为改革的总体思路，1985 年国务院批转了卫生部的《关于卫生工作改革若干政策问题的报告》，提出"必须进行改革，放宽政策，简政放权，多方集资，开阔发展卫生事业的路子，把卫生工作搞好"，而改革的基本做法是"只给政策不给钱"。① 新中国第一次医疗卫生体制改革由此开启。需要强调的是，这次改革中私营医疗服务主体并未取得与公立医院同等的竞争地位，因此，这次改革并非"市场化"的，② 而只是医院医疗服务的筹资来源发生了变化，即"从财政到居民"。

三 医疗卫生体制回归"公益性"改革时期

在第一次医疗卫生体制改革后，一方面，居民的医疗费用保障体制受到削弱，新型的医疗保险体系尚不健全；另一方面，医院医疗服务费用开始上涨，各地频现"天价医疗费"事件，"看病贵"问题显现。尤其在农村地区，由于收入低，加之赴城市就医的交通食宿费用，"看病贵"问题更加凸显。此外，此次医改也改变了原有计划经济体制下的"分级诊疗"体系，城乡居民赴医院就医无须经过单位或社区卫生室或卫生中心的转诊、开具介绍信等，卫生部门又鼓励医院发挥积极性，创造收入。在这种背景下，三级医院凭借优质的医疗人才资源、先进的诊断和检测设备在医疗服务市场中逐渐成为关键力量，而一、二级医院逐渐在失去患者的劣势下进入发展的恶性循环。

① 宋琳. 中国医疗卫生体制改革的回顾与反思——国家转型视阈下的审视 [J]. 中国市场，2012（31）：143-144.
② 杜创，朱恒鹏. 中国城市医疗卫生体制的演变逻辑 [J]. 中国社会科学，2016（08）：66-89+205-206.

这就导致医疗服务供给无法满足医疗需求的增加，且三级医院的稀缺性加大了居民看病的交通、食宿、挂号等成本，加之全国优质医疗资源分布的不均衡性，"看病难"现象显现。

2005年代表性文献《中国医疗改革的评价与建议》回顾了计划经济体制下医疗卫生体制的重大成就，同时，对改革开放以来"市场化导向的医疗体制改革"进行了斥责，并指出"改革开放以来，中国的医疗卫生体制发生了很大变化，在某些方面也取得了进展，但暴露的问题更为严重。从总体上讲，改革是不成功的"。此后，"看病难、看病贵"问题逐渐凸显，直至2005年底哈尔滨550万元天价医药费的报道，使人们对医疗行业改革的反思达到顶峰，也把进行新一轮医疗卫生体制改革推到了风口浪尖。

2006年6月30日，国务院第141次常务会议决定成立由国家发展和改革委员会、卫生部牵头，财政部、原人事部等部门参加的深化医药卫生体制改革部际协调工作小组，主要任务是研究提出深化医药卫生体制改革的总体思路和政策措施，新一轮医改研究制定工作自此正式启动。2006年8月17日，工作小组召开第一次会议，将医改工作分为管理和运行机制、卫生投入机制、医疗保障机制、药品市场监管4个专题进行研究，随后，工作小组在国家发展和改革委员会官方网站开通"我为医改建言献策"栏目，听取社会各界对医改的意见和建议。2007年3月23日，为提高医药卫生体制改革的科学性和可操作性，工作小组委托世界银行、世界卫生组织、国务院发展研究中心、北京大学、复旦大学、麦肯锡（中国）公司和北京师范大学几家机构开展"中国医药卫生体制改革总体思路和框架设计"的独立平行研究。2007年9月28日，工作小组讨论并修改了《关于深化医药卫生体制改革的总体方案（征求意见稿）》，后经多位党和国家领导人主持召开座谈会，于2008年9月10日获国务院常务会议原则通过并向社会公众征求意见，2009 年 4 月 6 日，众人瞩目的新医改方案终于问世。此次新医改方案突出回归公益的新思维，强调要加大政府在医疗卫生中的投入力度，决定改变医疗卫生机构盈利化的经营趋势。自 2009 年到现在，国务院深化医药卫生体制改革领导小组依然保持每年发布工作重点的方式，督促新医改推进实施，可谓前路漫漫。

第二节　中国医疗卫生体制内部运行机制

一　医疗服务供给机制

由于当前全科医生制度尚不健全，我国居民就医主要依靠医院提供医疗服务，因此，医院均设置有门诊部。我国的医疗服务机构划分为基层医疗服务机构（包括城市的社区卫生服务中心和农村的乡镇卫生院、村卫生室等）和医院（分为三级、二级和一级），但并未实施强制性的分级诊疗制度。影响居民就医选择的因素主要是医疗保险制度，医疗保险制度规定了不同级别医院之间、定点和非定点医院之间、本地和外地医疗机构之间的医保报销待遇差别，会在一定程度上引导居民在本地基层医疗服务机构就医。但实际情况中基层医疗服务机构的医疗人员技术、检验检测手段、药品种类等限制，医疗保险引导分级诊疗的作用有限，加上基层医疗机构的转诊门槛较低，从而导致倒金字塔形的就医格局。从全国数据看，2021 年我国医院诊疗人次为 38.8 亿人次，而基层医疗机构诊疗人次为 41.2 亿人次，医院与基层医疗机构诊疗人次相当。此外，三级、二级、一级医院诊疗人次分别为 18 亿人次、11.6 亿人次和 2 亿人次，这与各级医院数量成反比，倒金字塔形就医结构明显。从公私医院医疗服务选择看，2021

年公立医院诊疗人次 32.7 亿人次,民营医院 6.1 亿人次(见表 6-1),公立医院是居民就医的首选类型。这一方面与公立医院床位数量、人才资源等有关,另一方面也受到医保定点的影响。

表 6-1　2021 年我国医疗卫生资源状况

医疗机构		机构数（个）	诊疗人次数（亿人次）	床位数（张）	病床使用率（%）	卫生技术人员数（万人）
医院	合计	36570	38.8	7412626	74.6	711.3
	公立医院	11804	32.7	5206065	80.3	552.4
	民营医院	24766	6.1	2206561	59.9	158.9
	三级医院	3275	18.0	3228967	85.3	——
	二级医院	10848	11.6	2743079	71.1	——
	一级医院	12649	2.0	726054	52.1	——
基层医疗卫生机构		977790	41.2	1712115	45.7	330.2

资料来源：根据《2021 年我国卫生健康事业发展统计公报》整理。

与美国、英国、德国、新加坡等国不同的是,我国的医疗服务与药品服务并未实行分业管理,在相当长的一段时间内,药品加成还是我国医疗机构收入的重要来源。尽管当前实行医药综合改革,但医院仍然是药品销售的主渠道。根据《2020 年医药零售行业报告》,在 2019 年药品终端市场 17955 亿元中,公立医院终端销售额 11951 亿元,占比 66.6%,公立基层医疗终端销售额 1808 亿元,占比 10.1%,私立零售药店终端销售额 4196 亿元,仅占比 23.4%。[①]

二　医疗保障机制（医疗服务筹资机制）

在医疗服务筹资方面,我国医疗服务筹资采取混合筹资模式。根

---

① 2020 年医药零售行业报告 [EB/OL]. (2021-05-31) [2022-01-20]. https：//www. xianjichina. com/news/details_ 267934. html.

据《2021 年我国卫生健康事业发展统计公报》，2021 年全国卫生总费用初步推算为 75593.6 亿元，其中，政府卫生支出 20718.5 亿元，占 27.4%；社会卫生支出 33920.3 亿元，占 44.9%；个人卫生支出 20954.8 亿元，占 27.7%。[1] 政府卫生支出包括医疗卫生管理事务支出、公立医院支出、基层医疗卫生机构支出、公共卫生支出、医疗保障支出、中医药支出、食品和药品监督管理支出等 7 个方面。社会卫生支出则主要为各类社会保险的报销支付，这一类别是当前医疗服务筹资的主体，也是医疗卫生体制改革中的重要板块之一。个人卫生支出是指城乡居民在接受各类医疗卫生服务时的直接现金支付，包括自付比例费用、医保起付线以下和封顶线以上费用等。

我国的社会医疗保障体系主要包括城镇职工医疗保险、城乡居民医疗保险和医疗救助三个板块（见表 6-2）。城镇职工医疗保险主要面向用人单位职工、无雇工的个体工商户、未在用人单位参加职工医保的非全日制从业人员以及其他灵活就业人员。由雇主和雇员按比例共同缴纳保费，雇员缴纳比例一般为 2%，雇主缴纳比例各地不一，但一般高出了国家规定的 6% 水平，维持在 10% 左右。城镇职工医疗保险多通过单位代缴，对于自雇人员和灵活就业人员可通过社保经办中心办理参保手续，实行按月、按收入比例缴纳。此外，我国实行职工退休后不缴费政策，满足一定缴费年限后即可享受。为提高职工医保保障能力，我国各地在基本医保基础上建立了大额医疗互助制度，2021 年，《国务院办公厅关于建立健全职工基本医疗保险门诊共济保障机制的指导意见》发布，在职工住院报销的基础上建立了门诊保障机制。自此，职工医保实现了门诊、住院、大病的全覆盖。2020 年，职工医保基金（含生育保险）收入

---

① 国家卫生健康委员会.2021 年我国卫生健康事业发展统计公报 ［EB/OL］.（2022-07-12）［2022-10-01］.http：//www.gov.cn/xinwen/2022-07/12/content_ 5700670. htm.

15732 亿元，基金（含生育保险）支出 12867 亿元。城乡居民医疗保险覆盖除职工医保应参保人员或按规定享有其他保障的人员以外的全体城乡居民，保费主要由个人缴费和政府补贴组成。城乡居民则通过街乡社保所、银行代缴或手机网络客户端缴纳等方式参保，医疗保险实行按年、按固定额度缴纳。为保障城乡居民大病保障效果，我国在基本医保的基础上建立了大病医保制度，加之 2007 年起实行的门诊统筹制度，居民医保也实现了门诊、住院和大病的全覆盖。2020 年居民医保年人均筹资 833 元（其中政府补贴占较大比例），居民医保基金收入 9115 亿元，支出 8165 亿元。医疗救助范围主要包括特困人员、低保对象、返贫致贫人口等困难群众，资金主要来源于地方政府财政，2020 年，全国医疗救助基金支出 546.84 亿元。①

表 6-2　我国社会医疗保障制度体系

	三大板块	具体范围
社会医疗保障	城镇职工医疗保险	个人账户
		门诊统筹
		住院统筹
		大额医疗互助
		长期护理保险
		生育保险
	城乡居民医疗保险	门诊统筹
		住院统筹
		大病医保
	医疗救助	—

① 国家医疗保障局.2020 年全国医疗保障事业发展统计公报［EB/OL］.（2021-06-08）［2022-01-20］.http：//www.nhsa.gov.cn/art/2021/6/8/art_ 7_ 5232.html.

商业医疗保险在我国也有较长的发展历史和较大的资金收支规模，从近年商业医疗保险发展数据看，开展商业医疗保险业务的机构数量和资金数量均得到快速增长，这也印证了居民不断增长的医疗保障需求。2020 年，我国开展商业医疗保险业务的机构达到 158 个，保费收入 8173 亿元，理赔支出为 2921 亿元（见表 6-3）。

表 6-3　2015~2020 年我国商业医疗保险情况

单位：个，亿元

年份	机构数	保费收入	理赔支出
2015	124	2410	763
2016	136	4042	1001
2017	149	4389	1295
2018	156	5448	1744
2019	157	7066	2351
2020	158	8173	2921

资料来源：《中国医疗保障统计年鉴 2021》。

三　组织管理机制

我国医疗卫生体制采取政府直接管理的模式，医疗服务供给和医疗保障建设（医疗服务筹资）主要由两个行政部门管理运营，避免形成"既是运动员又是裁判员"的局面。

一方面，卫生健康部门管理医疗服务供给体系。首先，卫生健康部门负责所有公立医疗机构和私立医疗机构的医疗质量和安全、医疗服务、医疗技术应用等。其次，卫生健康部门负责公共卫生管理，尤其是基层健康服务管理、疾病预防控制等职能。最后，我国的卫生健康部门还直接负责公立医院的运营，包括监管、绩效评价和考核等。在此管理体制下，我国医院分为公立医院和私立医院，公立医院由卫生健康部门具体管理，属于事业性非营利性单位。私立医院由于很难纳入国家医保服务范围，因此多以医保报销范围外的医疗相关服务为主，包括美容整形等。因此，在我国医疗服务中，公立医院是医疗服务的主体，2020 年公立医院为 11870 个，占总医院数的 33.5%，拥有 71.4% 的床位、76.6% 的医生。① 公立医院内的医生为事业单位编制人员，受医院管理，虽我国允许多点执业，但实践中并不多。由于医生职称由卫生部门考评，加之稳定的社会保险待遇，因此进入公立医院成为医学毕业生的首选。

另一方面，国家医疗保障局管理全国的医疗保障制度建设。首先，待遇保障司主要负责拟订医疗保障筹资和待遇政策，统筹城乡医疗保障待遇标准。统筹推进多层次医疗保障体系建设。建立健全医疗保障关系转移接续制度，组织拟订长期护理保险制度改革方案并组织实施。其次，医药服务管理司主要负责拟订医保目录和支付标准，建立动态调整机制，制定医保目录准入谈判规则并组织实施，拟订定点医药机构医保协议和支付管理、异地就医管理办法和结算政策，组织推进医保支付方式改革。组织开展药品、医用耗材、医疗技术的经济性评价。此外，该部门还包括医药价格和招标采购司、基金监管司等相关业务司局。在具体经办层面，各地医疗保障局下设医疗保险事务中心，负责医疗保险费用的基数核定、待遇报销、转移接续等职能，事务中心为事业性单位，但从全国情况来看，其职员大多数属于合同制工作人员，享受编制的人员较少。2018 年国务院机构改革后，医疗保险费用统一交由税务部门征收，但费用的核定工作仍由医保中心负责。

---

① 国家卫生健康委员会.2020 年我国卫生健康事业发展统计公报［EB/OL］.（2021-07-13）［2022-01-20］.http://www.nhc.gov.cn/guihuaxxs/s10743/202107/af8a9c98453c4d9593e07895ae0493c8.shtml.

第三节　中国医疗卫生体制特点

一　较深的政府介入程度

由于我国特定的政治体制和文化思想影响，我国政府介入医疗卫生体制的程度相比美国、英国、德国、新加坡四国要更加深入。首先，在医疗服务方面，我国各级卫生健康委员会直接管理着公立医院的运行，包括医院领导任命、职工编制增减、财政经费划拨、员工绩效考核等。不同医院归属不同级别的卫生健康委员会，如分为部属、省属、市属、区属等，卫生健康部门成为医疗服务的总负责人，这在各国医疗卫生体制中较为罕见。其次，在医疗保险方面，国家医疗保障局不仅负责宏观政策管理，其下设的医疗保险事务管理中心还负责具体的保险、救助事务的经办，这与美国、英国、德国、新加坡四国的经办模式均不相同，如新加坡虽由中央公积金管理局负责医疗保险实务经办，但其采取的是公司制运营模式。由此，我国的医疗服务和医疗保险就成为两个政府部门之间的事务。

二　医疗服务主导医疗卫生体制

当前，我国的医疗卫生体制属于较为典型的"卖方市场"。首先，公立医院有优质的人才资源、较多的床位、较为完善的医疗设备和耗材，公立医院数量和医生人数不断增加。但现有的民营医院发展质量参差不齐。医保定点基本为公立医院，患者就医一般首选医保定点医院，对报销资源的垄断也进一步加剧了公立医院的垄断地位。因此，公立医院成为医疗服务供给侧的绝对主导力量，拥有较强的话语权，占据着医疗卫生体制的核心，即使是作为付费者的医疗保险往往也处于被动地位。其次，我国医院均设置有门诊部，负责销售药品。通过医药结合模式，医院也引导着医药市场的发展。最后，我国基层医疗卫生服务机构还承担着大量的公共卫生职能，包括健康教育、预防、保健、康复、计划生育技术服务等，因此，基层医疗卫生服务机构集合了公共卫生和医疗服务双职责，其中医疗服务往往成为其资金来源和工作考核的优先内容。对公共卫生职责的履行需考虑履行医疗服务后的精力，因此，医疗服务也在很大程度上主导着公共卫生体系的发展。

表6-4　社区卫生服务中心"公共卫生+医疗服务"双职责

职责	具体内容
公共卫生	（一）卫生信息管理。根据国家规定收集、报告辖区有关卫生信息，开展社区卫生诊断，建立和管理居民健康档案，向辖区街道办事处及有关单位和部门提出改进社区公共卫生状况的建议。 （二）健康教育。普及卫生保健常识，实施重点人群及重点场所健康教育，帮助居民逐步形成有利于维护和增进健康的行为方式。 （三）传染病、地方病、寄生虫病预防控制。负责疫情报告和监测，协助开展结核病、性病、艾滋病、其他常见传染病以及地方病、寄生虫病的预防控制，实施预防接种，配合开展爱国卫生工作。 （四）慢性病预防控制。开展高危人群和重点慢性病筛查，实施高危人群和重点慢性病病例管理。 （五）精神卫生服务。实施精神病社区管理，为社区居民提供心理健康指导。 （六）妇女保健。提供婚前保健、孕前保健、孕产期保健、更年期保健服务，开展妇女常见病预防和筛查。 （七）儿童保健。开展新生儿保健、婴幼儿及学龄前儿童保健服务，协助对辖区内托幼机构进行卫生保健指导。 （八）老年保健。指导老年人进行疾病预防和自我保健，进行家庭访视，提供有针对性的健康指导。 （九）残疾康复指导和康复训练。 （十）计划生育技术咨询指导，发放避孕药具。 （十一）协助处置辖区内的突发公共卫生事件。 （十二）政府卫生行政部门规定的其他公共卫生服务。

职责	具体内容
医疗服务职责	（一）一般常见病、多发病诊疗、护理，诊断明确的慢性病治疗。 （二）社区现场应急救护。 （三）家庭出诊、家庭护理、家庭病床等家庭医疗服务。 （四）转诊服务。 （五）康复医疗服务。 （六）政府卫生行政部门批准的其他适宜医疗服务。

三　渐进式累加的医疗保障发展路径

我国的医疗保障产生于国有企业改革的社会背景，面临的是亚洲金融危机的经济环境，因此，从建制初期便确立了"保基本"的待遇思路。但在经济和社会发展变迁的过程中，医保基金抗风险能力和社会成员参保需求逐渐变化，医疗保障待遇不断累加。1998年，《国务院关于建立城镇职工基本医疗保险制度的决定》提出，基本医疗保险的水平要与社会主义初级阶段生产力发展水平相适应，最高支付限额原则上控制在当地职工年平均工资的4倍左右。2002年，《中共中央、国务院关于进一步加强农村卫生工作的决定》明确指出，要逐步建立以大病统筹为主的新型农村合作医疗制度。2009年，人社部《关于开展城镇居民基本医疗保险门诊统筹的指导意见》增加了对门诊医疗服务的保障。2015年，《国务院办公厅关于全面实施城乡居民大病保险的意见》，提出增加大病保险，使其覆盖所有城镇居民基本医疗保险、新型农村合作医疗参保人群。2016年，人社部发布《关于开展长期护理保险制度试点的指导意见》，着手解决失能人员长期护理保障问题。医疗保险通过保障人群、保障范围的不断扩展，内容不断增多，而这些子制度均有各自的政策要求，未融为一体，犹如"积木"，不断累加。

四 属地管理下的分散化医疗卫生体制

在我国，医疗卫生体制改革需遵循中央统一要求，但也留下了巨大的空间，尤其在当下的医疗卫生体制改革时期，各地形成了不同的特色。以分级诊疗模式为例，在中央推进分级诊疗的精神下，全国形成了深圳罗湖一体化医疗集团分级诊疗模式、福建厦门"三师共管"分级诊疗模式和江苏盐城大丰医疗服务包分级诊疗模式等。尤其是医疗保险制度，更是具有较强的地区分散化属性。我国医疗保险制度参照中央统一的医疗保险政策，但由于属地管理原则，各统筹地区又形成了较为独立的医疗保险制度。首先，属地管理将医疗保险基金控制在本统筹地区内，仅统筹地区内的参保人员可以使用。其次，属地管理将医疗保险基金支出原则上局限在统筹地区内，属地内的参保定点医院均在统筹地区内，超出统筹地区的就诊就医需通过异地就医支付，且异地医院需预先经过当地医保机构的认可。再次，属地管理使参保人跨区域就业或生活时，需转移医疗保险关系，这样才可以在新的统筹地区享受医保报销。最后，由于我国各地区的经济社会发展差异，各统筹地区的医保政策在筹资水平、管理方式、报销待遇等方面各不相同。由于以上不同，我国医疗保险虽同属同一基本医疗保险制度，但实际上形成了以统筹地区为界限的独立医疗保险。此外，我国职工医疗保险和居民医疗保险又以是否就业划分为两种医疗保险制度。因此，我国的医疗保险制度表现为600余个碎片化的呈现形式。

第四节 新医改以来改革政策、实践与规划

一 新医改以来医疗卫生体制改革政策脉络

自 2009 年《中共中央 国务院关于深化医药卫生体制改革的意见》公布后，国家以"国务院深化医药卫生体制改革领导小组"统领全国医改工作，由国务院副总理任组长，由国家发展改革委主任、国家卫生健康委主任、财政部部长、人力资源社会保障部部长、国务院副秘书长、国家医疗保障局局长任组员，形成涵盖中央宣传部、中央编办、中央网信办、国家发展改革委、教育部、工业和信息化部、民政部、财政部、人力资源社会保障部、商务部、国家卫生健康委、国家市场监管总局、国家医疗保障局、国家中医药管理局、国家药监局、中央军委后勤保障部 16 个部门的强大组织网络，并通过每年明确重点工作任务，推进医疗卫生体制改革的实施。在中国所有的经济社会改革中，这种工作力度可谓鲜见。在党和国家的高度重视下，有关医疗卫生体制改革，我国相继出台了多项重要政策文件。相比 1985~2009 年的"老医改"，本轮医改政策总体呈现由"碎片化治理"转向"多部门协同"、由"提高效率"转向"促进健康公平性"、由"单项突破"转向"系统集成推进"的发展趋势。①

中国药学会药事管理专业委员会自 2000 年开始编辑出版《中国医药卫生改革与发展相关文件汇编》，本书以此为基础，同时结合国家卫生健康委员会官网、国家医疗保障局官网政策法规，按照时间顺序对新医改以来的重要文件进行梳理。可以发现，本轮医疗卫生体制

① 张丽娜. 新医改十年政策之变迁——基于 2009~2019 年国家医改政策文本的分析 [J]. 医学与法学，2021（04）：110–114.

117

改革政策有三个特点。首先，政策密集。2009 年新医改以来，每年均出台多项重要文件，且诸多文件在新中国历史上是具有开创意义的，如关于医师多点执业、紧密型医联体建设、付费方式改革等。其次，内容全面。政策文件囊括了医疗服务、医疗保障、公立医院改革、基本药物制度改革等，可见此次医改确实着力解决了各领域体制机制深层问题。最后，政策深化。对同一主题文件通过多项政策推进实施，如关于分级诊疗建设，2016 年颁布《关于推进分级诊疗试点工作的通知》后，又先后于 2017 年、2018 年、2019 年印发了关于分级诊疗试点、紧密型医联体建设等相关文件，推动分级诊疗事业的深化发展。

表 6-5　新医改以来重要政策时间脉络

年份	重要政策文件
2009	《卫生部关于医师多点执业有关问题的通知》《关于建立国家基本药物制度的实施意见》《关于开展城镇居民基本医疗保险门诊统筹的指导意见》
2010	《国务院办公厅关于印发医药卫生体制五项重点改革 2010 年度主要工作安排的通知》《关于印发公立医院改革试点指导意见的通知》《关于进一步鼓励和引导社会资本举办医疗机构意见的通知》《关于建立健全基层医疗卫生机构补偿机制的意见》
2011	《关于普遍开展城镇居民基本医疗保险门诊统筹有关问题的意见》《关于进一步推进医疗保险付费方式改革的意见》《国务院办公厅关于印发医药卫生体制五项重点改革 2011 年度主要工作安排的通知》《关于印发 2011 年公立医院改革试点工作安排的通知》《国务院关于建立全科医生制度的指导意见》
2012	《关于印发"十二五"期间深化医药卫生体制改革规划暨实施方案的通知》《关于进一步加强乡村医生队伍建设的指导意见》《国务院办公厅关于印发深化医药卫生体制改革 2012 年主要工作安排的通知》《国务院办公厅印发关于县级公立医院综合改革试点意见的通知》《卫生部关于社会资本举办医疗机构经营性质的通知》

续表

年份	重要政策文件
2013	《国务院办公厅关于印发深化医药卫生体制改革 2013 年主要工作安排的通知》《关于巩固完善基本药物制度和基层运行新机制的意见》《国务院办公厅关于建立疾病应急救助制度的指导意见》《关于推进新型农村合作医疗支付方式改革工作的指导意见》《关于开展城乡居民大病保险工作的指导意见》《人力资源社会保障部 财政部 卫生部关于开展基本医疗保险付费总额控制的意见》《关于加快发展社会办医的若干意见》《关于进一步完善乡村医生养老政策 提高乡村医生待遇的通知》《关于开展乡村医生签约服务试点的指导意见》
2014	《国务院办公厅关于印发深化医药卫生体制改革 2014 年重点工作任务的通知》《关于推进县级公立医院综合改革的意见》《城乡医疗救助基金管理办法》《卫生计生委关于推进医疗机构远程医疗服务的意见》《关于推进和规范医师多点执业的若干意见》《关于进一步加强基层医疗卫生机构药品配备使用管理工作的意见》
2015	《关于进一步加强乡村医生队伍建设的实施意见》《关于全面推开县级公立医院综合改革的实施意见》《国务院办公厅关于印发深化医药卫生体制改革 2014 年工作总结和 2015 年重点工作任务的通知》《关于城市公立医院综合改革试点的指导意见》《关于促进社会办医加快发展的若干政策措施》《关于进一步完善医疗救助制度全面开展重特大疾病医疗救助工作意见的通知》《关于印发国家基本药物目录管理办法的通知》《关于印发控制公立医院医疗费用不合理增长的若干意见的通知》《关于推进分级诊疗制度建设的指导意见》
2016	《关于整合城乡居民基本医疗保险制度的意见》《国务院办公厅关于印发深化医药卫生体制改革 2016 年重点工作任务的通知》《关于做好国家谈判药品集中采购的通知》《国务院关于印发"十三五"深化医药卫生体制改革规划的通知》《关于推进分级诊疗试点工作的通知》《关于印发推进医疗服务价格改革意见的通知》《关于贯彻落实推进医疗服务价格改革意见的通知》《关于积极推动医疗、医保、医药联动改革的指导意见》《人力资源社会保障部财政部关于做好基本医疗保险跨省异地就医住院医疗费用直接结算工作的通知》《关于进一步加强基本医疗保险异地就医监管的通知》《"健康中国 2030"规划纲要》《国务院深化医药卫生体制改革领导小组关于进一步推广深化医药卫生体制改革经验的若干意见》

年份	重要政策文件
2017	《国务院办公厅关于进一步改革完善药品生产流通使用政策的若干意见》《国务院办公厅关于推进医疗联合体建设和发展的指导意见》《国务院办公厅关于印发深化医药卫生体制改革2017年重点工作任务的通知》《关于印发农村贫困人口大病专项救治工作方案的通知》《关于推进按病种收费工作的通知》《关于开展公立医院薪酬制度改革试点工作的指导意见》《关于进一步深化基本医疗保险支付方式改革的指导意见》《关于建立现代医院管理制度的指导意见》《关于扩大公立医院薪酬制度改革试点的通知》
2018	《国务院办公厅关于改革完善全科医生培养与使用激励机制的意见》《关于促进"互联网+医疗健康"发展的意见》《关于做好2018年家庭医生签约服务工作的通知》《关于巩固破除以药补医成果持续深化公立医院综合改革的通知》《国务院办公厅关于印发深化医药卫生体制改革2018年下半年重点工作任务的通知》《关于印发促进护理服务业改革与发展指导意见的通知》《关于坚持以人民健康为中心推动医疗服务高质量发展的意见》《关于进一步做好分级诊疗制度建设有关重点工作的通知》《国家医疗保障局办公室关于申报按疾病诊断相关分组付费国家试点的通知》《国家医疗保障局办公室关于申报按疾病诊断相关分组付费国家试点的通知》
2019	《国家卫生健康委办公厅关于开展"互联网+护理服务"试点工作的通知》《国家卫生健康委 国家中医药管理局关于推进紧密型县域医疗卫生共同体建设的通知》《国家卫生健康委 国家中医药管理局关于开展城市医疗联合体建设试点工作的通知》《国务院办公厅关于印发深化医药卫生体制改革2019年重点工作任务的通知》《国家卫生健康委等部门关于印发解决贫困人口基本医疗有保障突出问题工作方案的通知》《健康中国行动(2019—2030年)》《国务院关于实施健康中国行动的意见》《国家卫生健康委员会 国家中医药管理局关于提升社会办医疗机构管理能力和医疗质量安全水平的通知》《国家卫生健康委等部门关于印发开展促进诊所发展试点意见的通知》《国家医疗保障局关于完善"互联网+"医疗服务价格和医保支付政策的指导意见》《国家医疗保障局办公室关于印发疾病诊断相关分组(DRG)付费国家试点技术规范和分组方案的通知》《国家医疗保障局关于印发〈关于做好当前药品价格管理工作的意见〉的通知》

续表

年份	重要政策文件
2020	《国务院办公厅关于印发深化医药卫生体制改革2020年下半年重点工作任务的通知》《国家卫生健康委办公厅等部门关于进一步扩大农村贫困人口大病专项救治病种范围的通知》《基本医疗卫生与健康促进法》《中共中央 国务院关于深化医疗保障制度改革的意见》《国家医疗保障局办公室关于印发医疗保障疾病诊断相关分组（CHS-DRG）细分组方案（1.0版）的通知》《国务院办公厅关于推进医疗保障基金监管制度体系改革的指导意见》《基本医疗保险用药管理暂行办法》《国家医疗保障局等部门关于加强和改进基本医疗保险参保工作的指导意见》《国家卫生健康委办公厅等部门关于印发紧密型县域医疗卫生共同体建设评判标准和监测指标体系（试行）的通知》《国家医疗保障局办公室关于印发区域点数法总额预算和按病种分值付费试点工作方案的通知》《国家医疗保障局关于积极推进"互联网+"医疗服务医保支付工作的指导意见》《医疗联合体管理办法》
2021	《全国深化医药卫生体制改革经验推广基地管理办法（试行）》《国家卫生健康委办公厅 国家中医药局办公室关于加快推进社区医院建设的通知》《人力资源社会保障部等部门关于深化公立医院薪酬制度改革的指导意见》《国家卫生健康委办公厅关于推广三明市分级诊疗和医疗联合体建设经验的通知》《国务院深化医药卫生体制改革领导小组关于深入推广福建省三明市经验 深化医药卫生体制改革的实施意见》《国家卫生健康委办公厅关于印发"千县工程"县医院综合能力提升工作方案（2021—2025年）的通知》《国家卫生健康委办公厅关于开展康复医疗服务试点工作的通知》《国务院深化医药卫生体制改革领导小组关于抓好深入推广福建省三明市经验 深化医药卫生体制改革实施意见落实的通知》《医疗机构医疗保障定点管理暂行办法》《零售药店医疗保障定点管理暂行办法》《国家医疗保障局办公室关于印发按疾病诊断相关分组（DRG）付费医疗保障经办管理规程（试行）的通知》《国务院办公厅关于建立健全职工基本医疗保险门诊共济保障机制的指导意见》《国家医保局 财政部关于加快推进门诊费用跨省直接结算工作的通知》《国家医保局 财政部关于建立医疗保障待遇清单制度的意见》《国家医保局办公室 财政部办公厅关于开展门诊慢特病相关治疗费用跨省直接结算试点工作的通知》《国务院办公厅关于印发"十四五"全民医疗保障规划的通知》《国务院办公厅关于健全重特大疾病医疗保险和救助制度的意见》《国家医疗保障局关于印发DRG/DIP支付方式改革三年行动计划的通知》《基本医疗保险关系转移接续暂行办法》《国家卫生健康委等部门关于印发医疗机构检查检验结果互认管理办法的通知》《国家卫生健康委等部门关于推进家庭医生签约服务高质量发展的指导意见》《国家医疗保障局办公室关于进一步做好医疗服务价格管理工作的通知》

二 新医改以来医疗卫生体制改革试点实践

（一）福建省医疗卫生体制改革措施

《国务院深化医药卫生体制改革领导小组关于进一步推广福建省和三明市深化医药卫生体制改革经验的通知》中对福建省医疗卫生体制改革总结了6条经验，第一，建立高效有力的医改领导体制和组织推进机制。党政"一把手"亲自挂帅，由省委书记担任医改领导小组组长，省长担任第一副组长，由一位政府负责同志统一分管医疗、医保、医药工作，将医改工作纳入政府目标管理绩效考核。第二，深化医疗、医保、医药"三医"联动改革，实行药品集中采购和使用，推行医用耗材阳光采购，并及时调整相应医疗服务价格。第三，创新薪酬分配激励机制。以医疗服务收入为基数核定公立医院薪酬总量，实行院长年薪制和全员目标年薪制、年薪计算工分制，医务人员薪酬水平不与药品、耗材、检查、化验等收入挂钩。第四，强化医疗机构监督管理，对医院运行、门诊和住院次均费用增长、抗菌药物和辅助用药使用等进行监控，对不合理用药等行为加大通报和公开力度。第五，改革完善医保基金管理，实施按疾病诊断相关分组付费、按病种付费改革，建立医保经办机构与医疗机构的集体谈判协商机制。第六，促进优质医疗资源下沉，组建紧密型县域医疗共同体，医保基金和基本公共卫生服务经费按人头对医共体总额付费，实行总额包干、结余留用。此外，2016年福建省卫生计生委主任在国家卫计委就福建综合医改试点进展情况举行的发布会上还总结了构建多元办医格局的经验，如通过一次性开办补助、床位运营补贴、人才培养补助、对口帮扶、购买服务等方式，扶持民营医院发展。

（二）青海省医疗卫生体制改革措施

青海省在 2016 年国家卫计委就福建综合医改试点进展情况举行的发布会上总结了 4 项经验。第一，全面实施公立医院综合改革。实行药品零差率，健全完善经费补偿机制，调整医疗服务价格，推进人事管理制度改革和控制医疗费用不合理增长。第二，全面实施分级诊疗制度。明确界定各级医疗机构的功能定位和疾病诊疗的目录，严格实施"四转诊、五调控、六监管"措施，加快推进新型医疗联合体建设，利用对口帮扶、远程会诊、增加资金投入等方式着重解决基层不强的问题。第三，建立覆盖全省的大病医疗保险制度，不设病种限制，实行全省统筹，增强基金统筹能力。第四，先住院后结算，满足群众就医需求。全面实施先住院后结算医疗服务新模式。居民持医保卡、身份证即可看病和住院（"三无"病人纳入政府疾病应急救助范畴），不用交纳押金，即可入院治疗，出院时结算自付部分即可。

（三）江苏省医疗卫生体制改革措施

第一，构建强有力的改革推动机制。在人员职责方面，江苏省成立由省委书记、省长任双组长的领导小组，全省各级层层签订医改工作责任书。在政策要求方面，出台政府投入、价格改革、医保支付、编制管理、薪酬改革等方面 47 个文件，明确突破性政策和创新性举措。在财政支持方面，集中力量加大医改投入。第二，实施取消药品加成、增加政府投入、调整医疗服务价格、改革医保支付方式、完善药品采购制度、创新人事薪酬制度、加强医院管理考核和医疗服务行为监管等措施，合力推进公立医院综合改革。第三，加快建立分级诊疗制度。推动基层机构示范化，各项政策和投入全方位向基层倾斜，在城市以三级医院为龙头，建立医疗联合体、医疗集团，在农村以县医院为龙头，推进县、乡、村医疗服务一体化，根据健康人群、高危人群、患病人群以及疾病恢复期人群不同需求，融合、延伸基本公共卫生服务项目，设计不同的个性化服务包，实行服务价格和医保报销差别化，引导群众到基层就诊。第四，大力发展社会办医，在技术、设备、人员等要素准入和医保定点、重点专科建设、等级评审、学术地位等方面一视同仁，并加强政策扶持和服务指导。第五，加快智慧健康建设步伐，建成并启用全省智慧健康信息传输主干网，建立电子病历系统，建成省级危重疾病远程应急诊疗救治系统，开展心血管疾病介入治疗的远程支持，建立区域影像、心电、检验、病理、消毒等五大中心，提高医疗资源使用效率。

（四）安徽省医疗卫生体制改革措施

第一，深入开展药品耗材采购供应制度改革。省级招标中标价作为药品医保支付参考价，省属医院和 16 个市分别组成药品采购联合体，确定药品实际成交价格，签订购销合同。第二，强化医疗服务质量。成立县级公立医院临床路径管理指导中心，遴选 100 个病种，在所有县级医院全面推行临床路径管理，建立重点药品监控目录预警管理制度，定期公布价格高、用量大、非治疗辅助性药品监控目录并进行通报。第三，逐步构建分级诊疗新秩序。建立责任共担、利益共享的紧密型县域医共体，为县域群众提供预防—治疗—康复覆盖全生命周期的连续、协同的全面健康管理服务。取消基层医疗卫生机构收支两条线，增强机构运行活力。第四，稳步推进基本医疗保障制度改革。大力推进病种付费，将同级同类定点医疗机构住院"次均三费"（药品费、检查费、材料费）水平、结构和涨幅变化等数据每季度定期进行对比分析、排名通报。第五，建立健全监管倒逼机制。开展患者满意度调查，向社会公示三级医院包括门诊输液率、出院患者次均费用、医疗费用、医疗质量、运行效率等在内的六大类 24 项医疗服务信息。

三　新医改以来中国改革实践成效

2022 年 9 月 7 日，中宣部举行"中国这十年"系列主题新闻发布会，国家卫生健康委体制改革司负责人介绍党的十八大以来我国卫生健康事业发展成就有关情况，这是对我国当下医疗卫生体制改革成效的主要官方报道，主要表现为如下方面。在医药方面，我国历史性地全面破除以药补医的体制，推进国家组织药品耗材集中采购和使用，已经开展的 7 批集采中选药品平均降价超过 50%，两批耗材集采平均降价超过 80%，开展药品谈判议价工作，平均降价超过 50%。在医疗服务体系方面，覆盖城乡的医疗卫生服务三级网络不断健全，90% 的家庭 15 分钟内能够到达最近的医疗点。国家基本药物目录品种增加到 685 种。设置了 12 个专业类别的国家医学中心，建设 50 个国家区域医疗中心，组建各种形式的医联体 1.5 万个，推动优质医疗资源下沉。在医疗保障方面，基本医疗保险参保人数超过 13.6 亿人，居民个人卫生支出占卫生总费用比例降至 27.7%。[①] 根据《全国第六次卫生服务统计调查报告》，新医改后，我国医疗卫生体制满意度不断提高，2018 年 89.9% 的家庭 15 分钟内能够到达最近的医疗点，58.2% 的家庭离最近的医疗机构在 1 公里以内，基本医疗保险参保率为 96.8%，还有 13.6% 的人口购买了商业医疗保险。[②] 80% 的患者对门诊服务表示满意，75% 的患者对住院服务表示满意，这在国际满意度比较中也处于较好的状态，但仍有诸多不满意之处，主要集中于医疗费用较高、技术水平低、服务态度差三个方面，分别占比 39.5%、

---

① 李芮. 国家卫生健康委召开发布会介绍十八大以来深化医改工作进展成效 [J]. 中医药管理杂志，2022（14）：181.

② 国家卫生健康委统计信息中心. 全国第六次卫生服务统计调查报告 [M]. 北京：人民卫生出版社，2021：22-25.

24.6% 和 12.6%。①

中国医学科学院医学信息研究所在《中国医改发展报告（2020）》中梳理了医疗卫生体制改革的进展，提出新医改主要成就包括分级诊疗制度建设稳步推进，健全现代医院管理制度，全民医保制度建设稳步推进，医保管理体系逐步健全，有序推进全流程改革，完善药品保障制度，严格有效的医疗卫生综合监管制度初步构建，以及构建了优质高效的医疗卫生服务体系等。② 2019 年 9 月 28 日，《柳叶刀》杂志发表了由萧庆伦等多位学者联合撰写的综述文章，从医疗保险完善、医疗基础设施建设和医疗服务体系改革等方面阐述了中国医疗卫生状况十年的变化，指出十年来中国政府在卫生财政支出、医疗保险覆盖等方面取得了很大的进步，此外在公立医院的改革（基本药物"零差率"政策和"三明医改"模式）、基于初级卫生保健（PHC）的综合医疗服务体系建设、国家级医疗监管系统重塑、鼓励私立医院发展等方面进展明显。③ 王虎峰通过 2009~2019 年的十年医改历程回顾，认为我国新一轮医疗卫生体制改革的标志性成效主要包括政府卫生投入水平回归和提升，卫生资源日渐丰富，卫生服务提供主体向着多元化发展，卫生系统服务提供能力显著增强以及筹资公平性提高，居民健康状况显著改善。④ 宋大平等认为，2009 年以来，我国基本医疗卫生制度基本完成立柱架梁，分级诊疗、现代医院

① 国家卫生健康委统计信息中心. 全国第六次卫生服务统计调查报告 [M]. 北京：人民卫生出版社，2021：85-87.
② 许树强，王辰，姚建红. 医改蓝皮书：中国医改发展报告（2020）[M]. 北京：社会科学文献出版社，2020：1-36.
③ Winnie Yip, Hongqiao Fu, Angela T. Chen, et al.. 10 years of health-care reform in China: progress and gaps in Universal Health Coverage [J]. Lancet, 2019 (394): 1192-204.
④ 王虎峰. 中国医改 10 年历程回顾与未来展望 [J]. 中国医院管理，2019 (12): 1-5.

管理、全民医保、药品供应保障、综合监管等重点制度取得重大突破。① 2021 年 11 月，李玲在接受新浪网采访时表示，近年来中国医疗卫生体制改革最大的成效是建立了（医疗）保障网，但群众看病依然很贵。② 2018 年，朱恒鹏在澎湃新闻中表示，新医改成效中医疗保障发展是最明显的，初步建立了适应社会主义市场经济的医疗保障制度，其次是医疗服务的硬件资源得到了增强，而这两项成果的取得主要归因于政府医疗卫生财政投入力度的加大。③ 2022 年，刘国恩在接受网易经济学家年会记者采访时表示，"医改的最大成果，当属在多年努力下，我们终于完成城乡居民医疗保险的制度整合，从制度层面上消除了城乡医保差异，消除了对农村地区的歧视"。④ 2018 年，顾昕表示，自 2009 年起，医疗卫生体制改革主要在医疗保障体系建设方面有一些进展，而医疗服务体系的改革始终进展不大。⑤

　　总体来看，关于 2009 年以来我国医疗卫生体制改革的成效，可以总结为以下三点。第一，医疗保障体系的发展成效在医疗卫生体制中最为显著，也达成各方共识。实践中，医疗保障体系的制度扩面、机构整合、城乡统筹、门诊统筹、重特大疾病医疗救助、付费方式改革以及药品集采等方面不断开拓创新，着实取得了较为丰富的成果。第二，医疗服务供给体系的推进和深化是有目共睹的。从近年医疗卫

① 宋大平，张植晟，崔雅茹，程念，傅卫."十四五"时期深化医药卫生体制改革的思路 [J].中国卫生经济，2021（05）：5-7.

② 李玲：医改的成效是建立了保障网，但老百姓的负担却没什么变化！ [EB/OL].（2018-05-06）[2022-10-01].https：//www.bilibili.com/video/av591877971/.

③ 朱恒鹏：喜忧参半的医疗改革 [EB/OL].（2018-05-06）[2022-01-20].https：//m.sohu.com/a/233330833_784171/.

④ 专访国务院医改专家咨询委员会委员刘国恩 [EB/OL].（2020-09-30）[2022-01-20].https：//www.sohu.com/a/421877158_115362.

⑤ 顾昕：价格体制改革：中国新医改的破冰之举 [EB/OL].（2018-03-09）[2022-10-01].http：//ft.newdu.com/economics/cameralistics/201803/200841.html.

生体制改革不断成为政府和民众广受热议的话题可以看出，医疗卫生体制改革涉及多个领域，而医疗服务供给领域涵盖的范围最广，并实施了多项改革措施，如医联体建设、公立医院薪酬和管理制度改革、药品加成取消、全科医生发展、综合监管制度推进、福建三明经验推广等，围绕医疗服务供给的核心领域，不畏困难，体现了极高的改革使命感和责任感。第三，医疗卫生体制改革成效离民众期盼仍有差距，"看病难、看病贵"的局面仍在一定程度上存在，改革难点主要在医疗服务供给的部分领域和环节，如财政医疗支出分配不均，患者对初级卫生保健机构的不信任和满意度较低，部分家庭的医疗经济负担仍然较重等。

四　中国医疗卫生体制改革规划

我国正处于高速发展期，工业化、城镇化、人口老龄化、疾病谱变化、生态环境及生活方式变化等给维护和促进健康发展带来一系列新的挑战，我国医疗卫生事业总体呈现健康服务供给不足与需求不断增长之间的矛盾。[①] 中共中央、国务院将医疗卫生事业放在重要位置，尤其是党的十八大以来，医疗卫生发展有了长期规划，《"健康中国 2030"规划纲要》和卫健委 33 号文《国务院深化医药卫生体制改革领导小组关于进一步推广深化医药卫生体制改革经验的若干意见》成为指导我国近期医疗卫生事业发展的纲领性文件。

2016 年，中共中央、国务院印发《"健康中国 2030"规划纲要》，从国家战略层面制定了推进健康中国建设的宏伟蓝图和行动纲领，成为 2009 年新医改启动后医疗卫生体制改革新的里程碑。首先，发展整合有序的医疗卫生服务体系。我国将按常住人口和服务半径合

---

① 王虎峰，金振娅 . 我国基本医疗卫生制度建设进入新阶段 ［N］. 光明日报，2018-08-04.

理布局基本医疗卫生资源，促进优质医疗卫生资源配置均衡化，实现人人享有均质化的危急重症、疑难病症诊疗和专科医疗服务。加强康复、老年病、长期护理、慢性病管理、安宁疗护等接续性医疗机构建设。全面建立成熟完善的分级诊疗制度，形成基层首诊、双向转诊、上下联动、急慢分治的合理就医秩序，健全"预防—治疗—康复—长期护理"服务链。促进基层医疗服务机构居民健康"守门人"能力的提升，引导三级公立医院逐步减少普通门诊，重点发展危急重症、疑难病症诊疗。基本实现医疗机构检查、检验结果互认。其次，提升医保多元治理能力。我国将全面推进医保支付方式改革，积极推进按病种付费、按人头付费，积极探索按疾病诊断相关分组付费（DRGs）、按服务绩效付费，形成总额预算管理下的复合式付费方式。健全医保经办机构与医疗机构的谈判协商和风险分担机制。加快推进基本医保异地就医结算，实现跨省异地安置退休人员住院医疗费用直接结算和符合转诊规定的异地就医住院费用直接结算。全面实现医保智能监控，将医保对医疗机构的监管延伸到医务人员。逐步引入社会力量参与医保经办。进一步健全重特大疾病医疗保障机制，加强基本医保、城乡居民大病保险、商业健康保险与医疗救助等的有效衔接。最后，扩大重大疾病防治范围。我国将强化慢性病筛查和早期发现，针对高发地区重点癌症开展早诊早治工作，推动癌症、脑卒中、冠心病等慢性病的机会性筛查。基本实现高血压、糖尿病患者管理干预全覆盖，逐步将符合条件的癌症、脑卒中等重大慢性病早诊早治适宜技术纳入诊疗常规。加强学生近视、肥胖等常见病防治。到2030年，实现全人群、全生命周期的慢性病健康管理，总体癌症5年生存率提高15%。加强口腔卫生，12岁儿童患龋率控制在25%以内。

　　2016年，国务院深化医药卫生体制改革领导小组在总结各地探索经验的基础上发布了《关于进一步推广深化医药卫生体制改革经验的若干意见》，对中短期内医疗卫生体制改革的具体方向做了部署。第一，建立强有力的领导体制和医疗、医保、医药"三医联动"工作机制，主要包括加强党委和政府对医改工作的领导，将医改任务完成情况纳入全面深化改革绩效考核和政府目标管理绩效考核，严肃问责改革推进不力的地区和个人，表彰奖励积极创新、成效显著的地区和个人。第二，破除以药补医，建立健全公立医院运行新机制。包括理顺医疗服务价格，区分药品不同情况，通过招标、谈判、直接挂网、定点生产等方式形成合理采购价格，公立医院药品采购逐步实行"两票制"，利用信息化手段对所有医疗机构门诊、住院诊疗行为和费用开展全程监控和智能审核，做到事前提醒、事中控制、事后审核。第三，发挥医保基础性作用，加强对医疗服务的外部制约。主要是指完善医保付费总额控制，推行以病种付费为主，按人头付费、按床日付费、总额预付等多种付费方式相结合的复合型付费方式。第四，推进政事分开、管办分开，建立现代医院管理制度。包括转变政府职能，各级行政主管部门从直接管理公立医院转变为行业管理，强化政策法规、行业规划、标准规范的制定和监督指导职责。第五，建立符合行业特点的人事薪酬制度，调动医务人员积极性。包括开展公立医院编制管理改革试点，逐步提高人员经费支出占业务支出的比重。第六，以家庭医生签约服务和医疗联合体为重要抓手，加快分级诊疗制度建设。组建以家庭医生为核心、专科医师提供技术支持的签约服务团队，向居民提供长期连续的基本医疗、公共卫生和健康管理服务。完善不同级别医疗机构的医保差异化支付政策，促进基层首诊。对于按规定转诊的患者，在医保报销政策上给予倾斜。第七，充分利用互联网技术，改善群众就医体验。完善以居民电子健康档案、电子病历、电子处方等为核心的基础数据库，推进互联网预约分诊、移动支付、诊间结算、结果查询等应用。第八，发展和规范社会办医，满足多元化医疗服务需求，推进非公立医疗机构与公立医疗机构在市场准入、社会保险定点、重点专科建设、职称评定、学术交流、等级评审、技术准入等方面同等待遇。

　　近年来，国家多次发文推动学习"三明医改"经验。2019年，《国务院深化医药卫生体制改革领导小组关于进一步推广福建省和三明市深化医药卫生体制改革经验的通知》印发，明晰了福建省和三明市深化医改的主要经验，包括建立高效有力的医改领导体制和组织推进机制，深化医疗、医保、医药"三医"联动改革，创新薪酬分配激励机制，强化医疗机构监督管理，改革完善医保基金管理以及上下联动促进优质医疗资源下沉六个方面，并督促各地对典型经验贯彻实施，从实践示范层面树立了中国医疗卫生体制改革的样本。2021年，国务院深化医药卫生体制改革领导小组印发《关于深入推广福建省三明市经验　深化医药卫生体制改革的实施意见》，再次细化了"三明医改"经验学习的具体内容。

第七章　医疗卫生体制比较：绩效排名
与专题比较

　　本章从宏观和微观两个角度对美国、英国、德国、新加坡四国医疗卫生体制进行横向比较分析，宏观比较主要包括绩效排名和医疗卫生体制宏观指标，微观专题比较主要包括医疗服务供给机制、医疗保障机制、组织管理机制三个方面。为使比较数据更加具有可感知性，本章也将中国数据加入其中，但不做深入分析，关于国际比较视角下的中国数据所反映的问题将在后续章节中论述。

第一节　医疗卫生体制绩效排名与常用指标比较

一　医疗卫生体制绩效排名

　　自 2000 年世界卫生组织首次对各国医疗卫生体制绩效排名后，对医疗卫生体制绩效排名的研究逐渐成为热门话题。有许多机构对医疗卫生体制绩效进行了排名，这些比较研究因所选指标、作者和所考虑的地理区域不同而有很大差异，然而，大多数发现，亚洲和欧洲国家提供了世界上最好的整体医疗保健系统范例。

2000 年，世界卫生组织对全球各国医疗卫生体制进行排名，主要指标包括人口健康总体水平（Overall level of population health）、人口中的健康不平等状况［Health inequalities（or disparities）within the population］、卫生系统响应的总体水平（Overall level of health system responsiveness）、人口反映能力的分布（Distribution of responsiveness within the population），以及卫生系统的财政负担在人群中的分布（The distribution of the health system's financial burden within the population）。这项开创性研究发现，法国提供了最好的整体医疗保健，其次是意大利、西班牙、阿曼和奥地利，美国、英国、德国、新加坡四国绩效排名分别为第 37、第 18、第 25 和第 6。[1] 20 多年后，尽管各国医疗卫生体制状况已发生较大改变，但该指数仍被用作全球医疗系统排名的重要参考。

自 1985 年以来，经合组织一直在收集和分析有关会员国卫生系统的信息。该国际组织每两年发布一次《健康概览》（Health at a glance），这是一项比较研究，提供有关经合组织成员国和主要新兴经济体卫生系统绩效的数据，并说明主要趋势。这项综合研究基于以下指标：人口健康状况、健康风险因素、卫生服务可及性、医疗保健质量、卫生人力和资源，以及与医疗保健可及性、质量和结果相关的卫生支出。《2021 年健康概览》提供了各国医疗卫生体制的比较概览，在日本，人口的健康状况最好，健康的危险因素最少，卫生支出最高。德国、瑞典、瑞士、冰岛、挪威、卢森堡和意大利在所有关键指标上都表现良好。

伦敦智库列格坦（Legatum）研究所开发了列格坦繁荣指数（Legatum Prosperity Index），使用 300 项指标评估 12 个不同领域的

---

① World Health Organization. Health Systems：Improving Performance［M］. The World Health Report, Geneva, 2000：155.

167 个国家和地区的健康绩效。该指数提供了对各个国家繁荣程度的整体评估，同时它还按主题对国家和地区进行排名。在医疗主题方面，日本、新加坡、韩国、挪威和中国台湾在 2021 年列格坦繁荣指数中排名前 5，美国、英国、德国、新加坡四国绩效排名分别为第 23、第 13、第 9 和第 14。[①]

2005 年，欧洲健康消费研究所创建了欧洲健康消费者指数（Euro Health Consumer Index），根据 46 项不同的健康指标评估 35 个欧洲国家的卫生系统绩效，包括患者权利、治疗结果和获得护理的机会。2018 年，瑞士、荷兰、挪威、丹麦和比利时位列前 5，英国和德国分别排名第 16 和第 12。[②]

欧洲福伊尔全球健康研究所比较了 190 多个国家和地区的医疗保健质量和可及性，并设计开发了医疗保健可及性和质量指数，认为新加坡、日本、瑞士、荷兰、中国台湾的医疗卫生体制绩效最高。[③]

全球经理人杂志（*CEO world*）通过医疗保健指数对各国医疗卫生体制绩效进行了排名。医疗保健指数包括医疗保健基础设施、卫生保健专业人员（医生、护理人员和其他卫生工作者）的能力、成本、优质药品的供应和政府的准备情况，以及环境、清洁水的获取、卫生设施、政府对烟草使用和肥胖等风险惩罚情况。该排名根据以上健康变量对全球 89 个国家进行了调查，韩国的医疗卫生体制在医疗保健指数的 100 分中以 78.72 分位居榜首。美国、英国、德国、新加坡四

---

① Legatum. Legatum Prosperity Index 2021 ［EB/OL］.（2022-03-15）［2022-10-01］. https：//www. prosperity. com/rankings.

② HCP. Euro Health Consumer Index 2018 ［EB/OL］.（2019-02-25）［2022-10-01］. https：//healthpowerhouse. com/media/EHCI-2018/EHCI-2018-report. pdf.

③ Foyer. The Best Healthcare Systems in the World ［EB/OL］.（2021-12-15）［2022-10-01］. https：//www. foyerglobalhealth. com/blog/the-best-healthcare-systems-in-the-world/.

国绩效排名分别为第 30、第 10、第 17 和第 24。①

美国新闻网近年也频繁针对全球医疗卫生体制进行排名，根据 2021 年最新数据，医疗卫生体制最好的分别是瑞典、德国、丹麦、加拿大、瑞士等国，美国、英国、德国、新加坡四国绩效排名分别为第 25、第 17、第 11 和第 18。②

根据 2019 年益普索（IPSOS）对 32 个国家的一项调查结果，各国对国家卫生系统的满意度差异很大。新加坡满意度最高，持满意、一般和不满意的公众比例分别为 60%、22% 和 18%，排名第 2；英国持满意、一般和不满意的公众比例分别为 53%、24% 和 22%，排名第 4；德国持满意、一般和不满意的公众比例分别为 39%、33% 和 26%，排名第 14；美国持满意、一般和不满意的公众比例分别为 30%、25% 和 43%，排名第 21（见表 7-1）。③

表 7-1　主要国家医疗卫生体制绩效排名

国家	世界卫生组织排名	列格坦繁荣指数排名	医疗保健指数排名	美国新闻网排名	益普索调查
美国	37	23	30	25	21
英国	18	13	10	17	4
德国	25	9	17	11	14
新加坡	6	14	24	18	2
中国	144	54	46	31	5

资料来源：根据网络公开资料整理，详见各部分引注。

① CEO world. Countries With The Best Health Care Systems，2021 ［EB/OL］.（2021-05-27）［2022-10-01］. https：//ceoworld. biz/2021/04/27/revealed - countries - with - the - best - health-care-systems-2021/.

② U. S.. These Are the Most Health-Conscious Countries ［EB/OL］.（2021-04-27）［2022-10-01］. https：//www. usnews. com/news/best-countries/rankings/health-conscious.

③ IPSOS. Perils of Perception 2020：Causes of Death ［EB/OL］.（2020-02-17）［2022-10-01］. https：//www. ipsos. com/sites/default/files/ct/news/documents/2020 - 02/ipsos - mori-perils-of-perception-2020-causes-of-death. pdf.

二 医疗卫生体制常用指标比较

医疗卫生体制的目标与效果评价方式涉及体制的优劣，以及经验的可借鉴性问题。尽管世界各国的医疗卫生体制不同，但有一个共同的使命，即以高效的成本使社会成员公平地享受高质量的医疗服务。日本学者岛崎谦治将此目标细分为医疗质量、医疗公平性（可及性）和医疗成本，并认为实践中往往无法同时实现三者，只能选择其中的两者[①]。岛崎谦治也作出了自己的重要性分配，第一，医疗质量是最根本的要素，无法取舍；第二，对就医权利进行限制实属无奈之举；第三，保持较低的医疗费用虽然不可取，提高医疗费用的效率却是十分必要的。[②] 如果再将这三个目标归类的话，可以合并为患者权益（医疗质量、医疗公平性）和制度效率（医疗成本）两者之间的关系。此时，就能理解为何三者无法同时实现，因为患者权益和制度效率呈现出较为明显的对立。医疗质量和医疗公平性的目标在于保护患者权益，而保护患者权益的结果就是医疗成本的上升，反之，如果过于追求制度效率，降低医疗成本，医疗质量和医疗公平性势必受到削弱。

尽管每个国家都承认患者权益是医疗卫生体制的最高使命，但医疗成本作为达成使命的途径和手段，却也是无法忽略的，尤其在目前的情况下，人们还未找到一种极佳的方式，能够使制度效率提升的同时不损害患者就医权益。因此，从各机构对医疗卫生体制绩效的排名可以看出，各机构对指标的选取差异很大，导致排名结果

迥异，这也是各国对排名争论不休的重要原因。鉴于医疗卫生体制绩效比较指标尚未统一，本书仅选取部分常用指标对各国医疗卫生体制投入和产出作出单一指标的比较。在成本投入方面主要包括人均卫生支出、卫生总费用占国内生产总值的比例，产出指标主要选取国民预期寿命。

从基本的经费与寿命关系比较看，即可发现若干明显结论。首先，美国人均卫生支出最高，卫生总费用占国内生产总值的比例也最高，但国民预期寿命却排名靠后，甚至不如部分发展中国家水平，其综合绩效排名也从来没有进过全球前十，这一点也是诸多人士抨击美国医疗卫生体制的主要原因。其次，与美国高投入低产出的状况相反，新加坡的人均卫生支出和卫生总费用占国内生产总值的比例均较低，且远远低于欧美发达国家的水平，但是却拥有较高的国民预期寿命，这也是很多机构极为推崇新加坡医疗卫生体制的重要原因。新加坡与我国同为亚洲国家，70%的人口为华人，如果说西方国家与我国经济社会结构差异较大、难以模仿的话，那么新加坡的医疗卫生体制则更加值得我国研究。再次，英国的国民健康服务体系常因过多的政府介入受到议论和批评，但其绩效排名却名列前茅，国民预期寿命也较高，与此同时，其人均卫生支出和卫生总费用占国内生产总值的比例却是比较低的，如人均卫生支出仅为4500美元。从人均国内生产总值看，英国的人均国内生产总值不及美国、德国和新加坡，但其依然实行了全民免费健康服务体系，可以看出，模式的选择与国家经济发展水平并不具有完全一致性。最后，德国在各项排名中，名次均靠前，这与德国较高程度的政府主导有关，从政府和强制性医疗保险占卫生总支出比例一项可以看出，德国所占比重是最高的（见表7-2）。

表 7-2　2021 年医疗卫生体制常用指标比较

国家	人均卫生支出（美元）	政府+强制性医疗保险占卫生总支出的比例（%）	自付费用占卫生总支出比例（%）	卫生总费用占国内生产总值的比例（%）	国民预期寿命（岁）	人均国内生产总值（美元）
美国	10948	84.00	9.90	17.80	77.28	69287.5
英国	4500	82.90	12.30	11.90	79.40	47317.4
德国	6518	86.00	11.60	12.80	78.70	50786.1
新加坡	3681	43.08	28.44	4.08	80.00	72795.0
中国	759	72.30	27.70	6.50	78.20	12088.1

资料来源：根据经合组织国家数据库及新加坡卫生部、中国国家卫生健康委员会官网公开资料整理。

第二节　医疗服务供给体系比较：模式、资源配置与供给主体

一　医疗服务供给模式比较

从美国、英国、德国、新加坡四国的实际情况看，四国在医疗服务供给模式方面具有极大的同质性，均形成了"初级卫生保健+医院医疗服务"的诊疗体系模式。[①]

初级卫生保健/基层医疗服务体系由大量私立性质医疗机构的全科医生以及部分专科医生构成，这些医生或自己执业，或招揽其他医生、护士组成小型诊所。多数国家均由大量的全科医生担任初级卫生保健医生，以英国为例，2018 年全科医生人数为 49569 人，占到医

---

① 刘玉娟. 分级诊疗的国际经验以及对我国的借鉴 [J]. 特区经济，2018（11）：111-113.

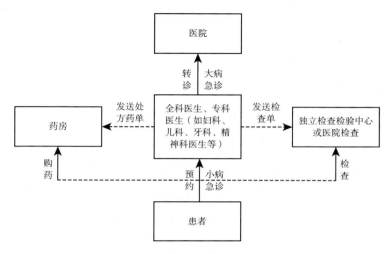

图 7-1　医疗服务供给一般模式

生总人数的 47%。① 这些初级卫生保健医生通过签约或竞争的方式获得病人，成为患者就医的第一道防线，主要负责常见病治疗。初级卫生保健体系多实行预约制，病人在发生疾病时联系家庭医生，家庭医生也会根据病人健康档案，定期提醒患者健康检查和生活注意事项。近年来，随着基层医疗服务竞争性的增强，越来越多的全科医生和小诊所也开设了针对小病的急诊服务，如遇到急性发烧、身体外伤等也可直接享受即时医疗服务。初级卫生保健体系还有大量的药房和检查资源。由于多数国家实行"医药分业"的服务模式，在医生开具处方后，患者凭处方到零售药店购药。如果患者需要医学检查，可根据全科医生检查单，前往独立检查中心或医院进行检查，检查结果信息将即时传送给全科医生，供其诊断参考。初级卫生保健体系在医疗服务供给模式中，充当着医疗服务"守门人"角色，承担小病、慢性病、

---

①　OECD. Healthcare Resources 2019［EB/OL］.（2020-07-15）［2021-10-31］. https：// stats. oecd. org/viewhtml. aspx? datasetcode＝HEALTH_ REAC&lang＝en.

疾病预防、健康管理等职责，呈现小型化、网格化分布特点，从而消解大部分的医疗服务需求。

当初级卫生保健医生无法满足患者医疗需求时，家庭医生会决定患者是否需要在医院接受治疗。在转诊中，家庭医生还会指出哪一家医院可以进行所需的治疗。由于医院通常不设门诊，仅有住院部，因此，只有当患者病症较重时才由与自己签约的初级保健医生转送到医院，当然急性重症患者也可以直接到医院的急诊部就医。此时，全科医生是作为患者的代理人来安排患者的住院事宜，如住院预约、治疗医师选择、安排检查时间等，当然涉及选择类的医疗服务也会征求患者的意见。在德国，患者还会和医院达成书面协议，包括由专业医务人员进行治疗，安排训练有素的护理人员的护理以及安排食宿等。在美国，就诊或住院期间，对医生治疗方案、医疗费用有争议或不放心的患者，管理式医疗组织还通过外部审核（第二医生）的方式，供患者参考。由于各国均把汇集医疗人才和检验设备的医院作为稀缺资源，秉持只有紧急情况下才可使用的原则，患者需经全科医生的转诊证明等手续才可进入医院治疗，以此保证"好钢用在刀刃上"，最大限度地满足社会成员的急重症医疗需求。

二　医疗服务供给资源配置状况比较

在医疗服务供给参数方面，本章选取了每千人口医生数、每千人口护士数、每千人口医院床位数、每百万人口医院数四个常用指标，用以衡量各国资源配置状况（见表 7-3），其中，前两项指标主要反映医疗卫生体制"软实力"水平，后两项指标则反映医疗卫生体制"硬实力"。从美国、英国、德国、新加坡四国医疗服务资源配置实践看，首先，德国在医生、护士、床位和医院四个方面均为最高水平，且遥遥领先于别国，如德国每千人口医院床位数是 7.82 张，是美国的 2.8 倍，德国在新冠肺炎疫情发生初期表现优异，与此也有重大关系。其次，美国虽然卫生经费投入巨大，但从医疗资源的各项配置状况看并不占优势，部分指标远远落后于欧洲地区的英国和德国。医疗资源的不足，在一定程度上也会降低美国民众对医疗卫生体制的满意度。再次，英国的每千人口医院床位数在四国中是最低的，这也反映出英国当前的医疗资源紧缺的重大问题，需要加强医疗服务供给，满足民众需求。最后，与英国存在类似资源不足问题的是新加坡，尤其在每百万人口医院数方面，新加坡远远低于其他发达国家，近年来，新加坡正在开工建设新的医院，这也印证了表7-3中所反映的问题。

表 7-3 医疗服务供给资源配置状况比较

国家	每千人口医生数（人）	每千人口护士数（人）	每千人口医院床位数（张）	每百万人口医院数（家）
美国	2.64	9.8	2.80	18.55
英国	3.18	8.68	2.34	28.64
德国	4.53	12.06	7.82	36.15
新加坡	2.60	7.40	2.80	5.50
中国	2.36	3.27	4.95	25.04

资料来源：根据经合组织国家数据库以及美国卫生部、英国卫生部、德国卫生部、新加坡卫生部、中国国家统计局官网数据整理。

三 医疗服务供给主体比较：医院、医生和药品

医疗服务供给主体的管理和运营状况也深刻影响着医疗服务供给能力。医院、医生和药品（商）是医疗卫生体制中最为重要的供给主体，直接主载着医疗服务供给体系的运行。当前我国医疗卫生体制改革的难点之一就是对医疗服务供给主体的定位存在争议，从而严重

制约着医疗卫生体制改革成效。因此，比较各国医疗服务供给主体的管理和运营模式，也是极为重要的借鉴内容之一。

（一）医院所有权性质和管理模式比较

美国、英国、德国、新加坡四国在医院的所有权性质方面存在巨大差异。美国所有医院按照所有权性质可以分为联邦政府/地方政府医院、非政府性组织医院、私立医院，其中前两类为非营利性医院，最后一种为营利性医院；按照服务内容及形式又可分为社区医院（美国语境下的社区医院主要指非联邦政府的、提供短期救治的医院，通常住院日为30日以下）、长期护理医院、康复中心、独立外科中心、流动医疗站等。根据美国医院学会统计，美国现有医院总数为6090家，社区医院（非联邦、短期综合医院或专科医院）占主体，在社区医院中，非政府性非营利性医院为2946家，私人营利性医院为1233家，州和地方政府医院为962家（见表7-4），占比分别为57%、24%和19%。[①]

表7-4　2021年美国医院类别及数量

单位：家

医院类型		数量
社区医院	非政府性非营利性社区医院	2946
	私人营利性社区医院	1233
	州和地方政府社区医院	962
联邦政府医院		208
非联邦精神病医院		625
其他医院		116

资料来源：AHA. Fast Facts on U.S. Hospitals，2021［EB/OL］.（2021-01-10）［2022-01-03］. https：//www.aha.org/statistics/fast-facts-us-hospitals。

---

① AHA. Fast Facts on U.S. Hospitals，2021［EB/OL］.（2021-01-10）［2022-01-03］. https：//www.aha.org/statistics/fast-facts-us-hospitals.

　　根据经合组织数据，英国共有 1921 家医院[①]，英国的绝大多数医院都是由国家卫生局拥有和管理的，即使私立医院，也有约 45%的门急诊服务和 32%的住院服务被纳入国民健康服务体系的购买范围。

　　德国的医院分为三种，第一种为公立医院，公立医院可以按照公法和私法两种方式运营，政府所占股权低于 50%的有限公司制医院则需要依据私法运营；第二种为非营利性医院，主要指由教会、基金会或行会经营的医院，第三种为私立医院，私立医院的运营需要经过政府审批获取资格。根据德国联邦统计局的数据，2017年德国医院总数为 1942 家，约有 497200 张病床可供住院治疗。私立医院比例在 1991 年引入统一的联邦医院统计数据时为 14.8%，多年来一直在稳步上升，2017 年，超过 1/3 的医院（37.1%）已经由私人拥有，公立医院的比例从 46.0%下降到 28.8%，非营利性医院的比例仅略有变化，从 1991 年的 39.1%降至 2017 年的34.1%，总体呈现私有化的趋势。尽管私立医院数量比重不断上升，但从病床数量看，由于私立医院是小型医院，床位数并不多，平均有 129 张病床，但公立医院平均有 426 张病床，48.0%的床位仍然在公立医院，33.2%的病床在非营利性医院，只有 1/6 的床位在私立医院。[②]

　　新加坡有 11 家公立医院，提供住院和急诊服务，对于皮肤病护理或牙科等专科服务，患者可以前往单独的专科诊所。自 20 世

①　OECD. Health Care Resources［EB/OL］.（2022-01-10）［2022-01-10］. https：//stats. oecd. org/viewhtml. aspx? datasetcode=HEALTH_ REAC&lang=en.

②　Statistisches Bundesamt. Grunddaten der Krankenhäuser 2017［EB/OL］.（2018-11-01）［2022-01-13］. https：//www. destatis. de/DE/Themen/Gesellschaft-Umwelt/Gesundheit/Krankenhaeuser/Publikationen/Downloads - Krankenhaeuser/grunddaten - krankenhaeuser - 2120611177004. pdf?＿＿blob=publicationFile&v=4.

纪 90 年代以来，所有公立医院、综合诊所（即门诊诊所）和专科中心都已改组为政府所有的公司，并在新加坡卫生服务集团（SHS）、国立大学健康集团（NUHS）、国家医疗保健集团（NHG）三个医疗集团下运行。所有医院实行公司法人化治理机制，由董事会负责医院发展、质量监督等职能，董事会采取市场化薪酬聘请医院院长进行管理，院长享有充分的人权、财权和物权，在高效竞争环境中确保医疗服务质量的提升。新加坡有 10 家私立医院以及各种私立诊所，其中大多数由百汇控股、太平洋医疗控股和莱佛士医疗集团运营。① 私立医院往往较小，但提供更多的私人房间和护理，外籍人士通常会选择私立医院，因为对于非永久性居民而言，去私立医院与公立医院的费用差不多，在私立医院中，患者不必等待很长的时间就可以接受手术，而且私立医院患者也可以享受更好的客户服务。

综合四国医院性质，可以发现美国医院以非政府性非营利性医院为主体，私立医院仅占 21%，因此，所谓美国市场型的医疗卫生体制模式，主要指其医疗保险领域。英国则以公立医院为服务的绝对主体，私立医院仅占极小部分。德国公立、私立、非政府性非营利性医院所占比例较为均衡，私立医院比例略高，但从德国近年医疗服务领域的市场化改革方向看，其私立医院比例仍将逐渐升高。新加坡较为特殊，虽然私立医院和公立医院在数量上较为接近，但医院医疗服务主要由公立医院提供，公立医疗服务体系承担了 80% 的诊疗服务，私立医院提供 20%。②

---

① MOH. Health Facilities［EB/OL］.（2022-01-01）［2022-01-13］. https：//www. moh. gov. sg/resources-statistics/singapore-health-facts/health-facilities.

② 贾玉娇. 新加坡社会保障制度［M］. 北京：中国劳动社会保障出版社，2017：47.

表 7-5　按所有权性质的医院类别比例

单位：%

国家	公立医院占比	非政府性非营利性医院占比	私立医院占比
美国	31	48	21
英国	90	—	10
德国	29	34	37
新加坡	52	—	48
中国	32	—	68

资料来源：根据经合组织国家数据库及新加坡卫生部、中国国家卫生健康委员会官网公开资料整理。

　　尽管各国医院归属权占比大不相同，但在医院管理制度方面，除私立医院按照公司法进行管理外，公立医院普遍实行法人化治理模式。医院的所有权与经营权分离，公立医院虽归属政府，但实行董事会负责制，保持独立运营，医院对院内的人事、财务、管理等具有较为独立的管理权限，政府卫生部门仅保留对董事会主席或院长的任命权，以及医疗服务质量的监督权。如美国公立医院实行董事会领导下的院长负责制，医院的经营完全由医院自主运作，董事会作为医院的最高权力机构，承担任命、考核医院高级管理人员，监督管理医疗服务质量，管理医院资产等职权，公立医院的董事长和大部分董事都需由政府任命，医院首席执行官则由董事会任命。英国将分散的公立医院联合起来成立医院托拉斯，数百家医院托拉斯都具有独立的法人地位，拥有医院运营所需要的必要权利，董事会是医院托拉斯的最高权力机构。德国的公立医院由政府、董事会、经营团队三者共同管理，政府管辖董事会，负责选任董事会成员、批准年度财务报告以及董事会呈报的重大事项等。在新加坡，政府将公立医院组建成保健服务集团，卫生部根据公司法组建保健服务集团董事会，医院实行以董事会为核心的法人治理模式，由董事会聘任院长及院长助理，院长对董事会负责。

（二）医生执业方式比较

美国的医生自由执业，不隶属于任何机构或个人，其执业方式与中国古代的郎中类似①，因此，其执业形式也多种多样，或自雇开业，或受雇于某些医院或保险公司，根据美国医生协会的调查，美国医生群体中 26% 属于自雇，69% 属于就业形式，另外还有部分在多家兼职。专科医生收入较全科医生收入略高，2018 年专科医生平均收入 32.9 万美元，全科医生平均收入为 22.3 万美元。关于美国医生的就诊量，2018 年每天平均看病人数为 20.2 人。在服务患者时间方面，大多数接受调查的医生（超过 60%）表示他们每个患者花费 13~24 分钟，超过一半的医生表示，他们每周花费 30~45 小时诊治患者。②

根据英国国家统计局数据，2019 年，英国约有 29 万名从业医生，其中受雇于国民健康服务体系的有 11.74 万名。③ 英国几乎所有的医院医生和护士都由国民健康服务体系雇用并在国民健康服务体系开办的医院工作，但全科医生、牙医、验光师（配镜师）和其他本地卫生保健提供者几乎都是个体经营者，并与国民健康服务体系签订服务合同，他们或与其他专业人士合作经营，或自己经营诊所并雇用自己的员工。

根据德国联邦医学会的统计数据，截至 2018 年 12 月，德国共有 51.5 万名医生，39.2 万名在职，其中 20.2 万名医生在医院工作，11.7 万名医生在门诊工作，3.3 万名医生在卫生行政机构或其他部门

---

① 赵强. 揭秘美国医疗制度及其相关行业 ［M］. 南京：东南大学出版社，2010：52.

② Medscape. Medscape Physician Compensation Report 2018 ［EB/OL］. （2018－04－13）［2022－01－03］. https://www.medscape.com/slideshow/2018－compensation－overview－6009667#4.

③ NHS. NHS Workforce Statistics ［EB/OL］. （2020－02－10）［2022－01－10］. https://files.digital.nhs.uk.

工作，约占在职医生的 8.4%。① 医院医生多受雇于政府或私营医院，成为公务员或医院雇员，初级卫生保健体系中的全科医生则为私立医生，自由执业。

根据新加坡卫生部数据，2019 年新加坡医生数量为 14279 人，其中，公立医院医生 9030 人，非政府性部门医生 4439 人，② 且近年公立医院医生呈现增多趋势。

（三）药品流通与销售模式比较

在药品流通与销售模式方面，美、英、德基本形成了较为一致的模式，即遵循严格的医药分离政策，全科医生和医院均不单纯销售药品，药品的供给由市场化的药品公司提供。在初级卫生保健体系中，患者持医生处方到药店购药，在医院层面，医院不设门诊，不售卖药品，医院储存的药品也主要用于住院患者的诊治需求。

在医药方面，美国早在 18 世纪就提出了医药分业概念，分别制定了《医师法》、《药师法》和《药房法》，规定医师有诊断和处方权，但无配制或调配处方权；药师有调配处方权，但无诊断和处方权；此外，还明确规定了医师和药师的职责，并规定凡设立药房必须配备经过系统药学专业知识学习、持有经卫生行政部门审核认定注册和有执照的药师，否则，不准设立药房和配发药品。因此，美国医院一般只设住院药房而不设门诊药房，美国医生的私人诊所主要承担的就是中国门诊部门的职责。医生一般会根据病人的病症为其选择有针对性的药品，病人持医生开具的处方可以到美国任何一

---

① Deutscher Bundestag. Anzahl der Ärzte verschiedener Fachrichtungen [EB/OL]. (2019-12-01) [2022-01-13]. https://www.bundestag.de/resource/blob/676584/538dc4e56180dd4a32e833d8bad40170/WD-9-053-19-pdf-data.pdf.

② MOH. Health Man Power [EB/OL]. (2022-01-01) [2022-01-13]. https://www.moh.gov.sg/resources-statistics/singapore-health-facts/health-manpower.

家药店购药。在这种政策环境下，美国的医药行业获得独有的生存空间。

英国也实行医药分业制度，英国的药房全部由私有公司拥有，根据初级保健医生的处方为患者提供药品。医院不设门诊，但医院有自己的药房供住院病人使用。截至 2018 年，英国药房数量达 7014 家，遍布英国的各个地区，其中连锁药房，如布兹（Boots）、劳埃德（Lyods）等是人们最常去的药房。英国的药店通常很容易找到，它们通常会设在市中心甚至在全科医生诊所旁边。除独立药房外，布兹、劳埃德等大型零售商店和超市有时也有自己的药房。德国医院也没有专门的门诊大楼，普通病人一般到社区或私人诊所诊治，只有需要专科处理时才转到医院各专科。因此，所谓门诊实际上是各专科的专科门诊，有时设在病房内，有时设在医院外某一地方。门诊与病房实行"一条龙"管理，医院一般没有专门的门诊管理机构，一般不设大型药房，病人在医生开具处方后，自行去院外药店取药。但有的专科用药还是由科室或经治医生分发。不管院内的还是院外的药店，都与医生工作站进行联网，只要医生开列的药品，药店随时可以提供。

新加坡的医药分离则与美、英、德略有不同，新加坡未实行医药分离制度。医院机构中的药房是门诊患者照方取药、接受药学服务的主要场所，患者在某一医院就诊后，原则上可以在任一医院药房或社区药店再次取药，而实际上，新加坡公民需在指定的医院就诊方可享受补贴，倘若在其他医院药房或社区药店重配处方，则完全自费，因此大部分患者选择在指定的医院就诊和持长期药品处方取药。部分医院门诊药房还拓展了多种取药模式，以方便长期药品处方的重配。如患者已在医院或诊所中与医生进行过面对面的沟通，有初始的健康检查记录，并且原始处方的首次配药已在实体药房中进行后，长期药品处方后续的重配可以通过网络下单，药房将药品调配、打包后如期寄送到患者家中。①

第三节　医疗保障体系比较：保障能力、调控能力与可持续性

相比于医疗服务体系比较有诸多较为公认的核心指标，如人均床位数、每千人拥有医生数等，医疗保障体系（医疗服务筹资体系）的比较基准则尚不明显。② 对医疗保障体系的比较首先要基于一定的标准，才能评判各国做法的优劣。20 世纪 70 年代，新公共管理理论提出要强调公共管理、公共服务的结果导向，重视管理活动的产出和结果，以提高公共服务效率③。具体到医疗保障制度建设中，这种结果导向便是明确医疗保障制度治理"能力"对制度发展路径的导向作用，并通过这些能力支撑起全民医保在健康中国战略中的促进社会公平、促进社会稳定、维护利益、平抑价格等制度性功能和基础性作用④。我国医保治理应该包括哪些？目前学术界有了一定成果。王东进认为，医保需具备学习、执行、组织、协调、调研、综合分析、经办、谈判、监管、调控等 10 项能力⑤。郑功成从宏观社会保障的角度认为治理能力不应过多关注制度技术和细节问题，建制的初衷、创

① 范倩倩，张海莲，朱珠．新加坡的长期药品处方及其服务模式持续改进对我国的启示［J］．中国药师，2017（07）：1279-1282．

② Keegan C., Connolly S. & Wren M. A.．Measuring Healthcare Expenditure：Different Methods，Different Results［J］．Ir J Med Sci，2018（187）：13-23．

③ David Osborne and Ted Gaebler，Addison - Wesley．Reinventing Government：How the Entrepreneurial Spirit is Transforming the Public Sector［M］．Plum：New York，1992：321．

④ 王东进．全民医保在健康中国战略中的制度性功能和基础性作用（上）［J］．中国医疗保险，2016（11）：5-8．

⑤ 王东进．在深化改革中完善医保治理体系提高医保治理能力［J］．中国医疗保险，2014（10）：5-8．

制的理念、追求的目标，以及框架如何优化、责任如何分担①应是治理能力的重要内容。何文炯、杨一心认为医疗保障治理关注制度运行所涉及的主体之间的关系，主要包括参保方、政府部门、经办服务机构和医药服务提供方四类主体。②胡晓毅等提出基本医疗保障治理机制建设有三个关键：基于权责清晰的基本医疗保险制度定位和设计、基于谈判和自律的医药服务价格形成机制、基于规范管理的基金长期平衡机制。③学界对医保"治理能力"内容进行了重要探索，能力框架也基本显现，但尚存在能力指标不够明晰、体系不够周全等薄弱点。

参考既有文献观点，根据医疗保障的制度功能定位，按照医疗保障管理的制度环节以及治理对象，借鉴发达国家医疗保障发展和改革重点，本书将我国医疗保障绩效（治理能力）分为对参保居民的契约保障能力、对医疗服务的主动调控能力、对医保自身发展的可持续性能力三个方面（见表7-6）。

表7-6 医疗保障体系绩效（治理能力）比较指标

一级指标	二级指标	能力实现机制
对参保居民的契约保障能力	医疗费用偿付能力	偿付范围、偿付水平、偿付方式等
	健康管理能力	疾病预防、医疗服务、康养护理等
对医疗服务的主动调控能力	降低医疗费用能力	支付方式、自付比例、监督机制等
	引导医疗服务质量提升能力	医疗服务质量提升、医疗卫生资源配置等
对医保自身发展的可持续性能力	筹资能力	筹资方式、分担机制、筹资渠道等
	经济贫困者参保保障能力	政府补贴、税费优惠等

① 郑功成. 国家治理与社会保障制度建设 [J]. 群言, 2017 (05)：19-22.
② 何文炯, 杨一心. 医疗保障治理与健康中国建设 [J]. 公共管理学报, 2017 (02)：132-138+159.
③ 胡晓毅, 詹开明, 何文炯. 基本医疗保险治理机制及其完善 [J]. 学术研究, 2018 (01)：99-106+178.

一 医疗保障体系契约保障能力比较

医疗保障体系对参保居民的契约保障能力，是医疗保障体系最直接的目标，即医疗保险为参保居民提供健康保障。狭义上指保障参保居民在药店、门诊、住院等环节发生的医疗服务费用的能力，多依据医疗保险偿付范围、偿付水平、偿付方式等机制实现。广义上包括参保居民的疾病预防甚至健康生活习惯倡导的健康管理能力，涉及医疗保险在疾病预防、医疗服务、康养护理等各阶段的健康管理能力。

（一）医疗保障偿付医疗服务费用能力比较

医疗保障发挥中介作用，为参保人提供医疗服务或代理参保人偿付医疗服务费用是制度建设的初衷，更是医疗保障直接治理能力的体现。在偿付医疗服务费用能力方面，英国医疗保障能力较强，而新加坡则给予了更多的个人自付责任（见表7-7）。

英国规定，国民健康服务体系待遇享受是一项基于居民资格的医疗服务体制，而不是基于保险缴费的体制，在接受医疗服务时，患者几乎是全免费的，涉及缴费的仅有眼科和牙科中的部分自费项目。医疗服务的提供与个人的缴税状况完全无关，不管是穷人还是富人均能从国民健康服务体系处获得同等的医疗服务，保证了医疗福利的公平性。德国医疗卫生体制最重要的原则是秉持社会团结初衷，即共同的健保基金组织中的成员互助共济，抵御医疗风险。德国法律规定要"确保根据普遍接受的医疗知识水平，以需求为导向均匀地照顾被保险人"，因此，医疗待遇依据被保险人的需求原则，确保医疗卫生资源公平地分配给每一个社会成员，而不因其经济状况而有所区分。尽管德国存在100余个法定医疗保险基金，但参保人所享受的医疗待遇却是相同的。尽管英国、德国都设置了个人自付比例或处方费等制度，但主要目的在于抑制个人医疗费用盲目扩张，同时，英国时刻注重个人自付费用的负担压力，设置了个人自付费用封顶线制度、提高高额医疗费报销比例、衔接医疗救助制度等保障措施。如德国规定如果药物、治疗和家庭护理的自费部分占其总收入的 2%，则患者可免除相应年度的进一步共付额，对于慢性病患者，法定健康保险个人自付限额为 1%，对于住院治疗和后续康复措施等最长共付天数为 28 天。

奥巴马医改专门出台了监督条款，保障商业医疗保险公司的赔付水平。法案规定，雇员在 100 人及以下的个人和小团体市场中，任何医疗赔付率低于 80% 的保险产品都需要将差额作为保费返款回馈给客户；雇员在 100 人以上的大公司大团体市场中，医疗赔付率最低限额为 85%。根据美国政府问责办公室统计，3/4 以上的企业均达到了此项要求，平均赔付率为 88%。[①] 美国联邦医疗保险为处方药和住院设计了不同的待遇保障方式，对于处方药费用，病人需自付医药费用 147 美元（每年有调整），超出部分的 80% 由保险支付，剩下的 20% 由病人自付；对于住院费用，第 1~60 天受益人自付 1260 美元，第 61~90 天受益人每天自付 315 美元，第 90 天以上的受益人每天自付 630 美元，并且累计最多延长 60 天，第 150 天以上的住院病人全部自付。[②] 在医疗费用方面，新加坡也设置了较为严苛的个人责任，包括起付线、共付比例等，尽管自付费用占医疗保健总支出的比例已经从 2003 年的 48.5% 下降到 2017 年的 32.1%[③]，但个人自付费用占比仍然较高。

---

① 朱铭来，崔晶晶．美国商业保险医疗赔付率监管的经验借鉴［J］．中国医疗保险，2015（08）：64-67．

② 李诗晴，褚福灵．社会医疗保险支付方式的国际比较与借鉴［J］．经济问题，2017（12）：51-55+71.

③ Chorh Chuan Tan, Carolyn S. P. Lam, David B. Matchar, Yoong Kang Zee, John E. L. Wong. Singapore's Health-Care System：Key Features, Challenges, and Shifts［J］．The Lancet，2021（398）：1091-1104.

表 7-7　自付费用占卫生总支出比例

单位：%

国家	自付费用占卫生总支出比例
美国	9.9
英国	12.3
德国	11.6
新加坡	28.44
中国	27.7

资料来源：根据经合组织国家数据库及新加坡卫生部、中国国家卫生健康委员会官网公开资料整理。

（二）医疗保障健康管理能力比较

加强医疗保障的健康管理能力是近年各国医疗卫生体制的发展趋势。从本质上讲，医疗保障作为费用偿付或服务购买的角色只是参保居民患病后的"被迫"需求，对身心健康的维持才是居民的本质要求，因此，医疗保障用在疾病预防阶段比用在疾病治疗阶段更有意义。在这方面，美国的管理式医疗模式为患者设定了 360 度的医疗服务体系，在疾病预防方面提供信息或方法，为现有疾病的预防提供药品，如发放预防心脏病复发的阿司匹林，此外还通过经济手段进行激励，如对参与戒烟或减肥的居民给予一定的保费优惠。德国对全年未使用医保基金的患者返还一定比例的医保缴费，对戒烟、戒酒患者给予一定的医保缴费优惠。实行全科医生的英国往往还将医疗保险基金和公共卫生基金打包，将其按照人头付费给初级保健医生，以激励初级保健医生对居民的全方位健康管理。如英国通过全科医生掌握部分参保人医保经费的制度设置，使全科医生作为病人的就医代理人向更高层次的医院或者护理院购买医疗服务。通过医保角色的转变，医保待遇加入健康体检、健康巡检、慢病管理，甚至生活习惯管理等内容。医疗保险从传统的医疗付费者角色转变成参保人健康管理者角色，医疗保险组织不仅负责病后医疗费用的直接支付，而且兼具疾病预防、诊治方案监督、医疗费用审查等多重功能。新加坡近年也鼓励民众使用医疗储蓄账户资金用于健康体检、中医预防等健康管理内容。

二　医疗保障体系主动调控能力比较

医疗保障体系主动调控能力主要包括调控医疗费用能力和引导医疗资源配置能力。前者主要包括医保利用自身规模优势减少信息不对称、降低医疗费用的能力，支付方式是此能力实现的主要途径，其他也包括费用分担机制、违规行为监督机制等。后者主要包括医保通过付费人角色，引导医疗服务供给端提高医疗质量、调配医疗服务资源配置以更好地满足参保人医疗需求的能力。

（一）医保调控医疗费用能力比较

现代医疗保险制度诞生后，"保—医"关系代替"医—患"关系成为医疗体制中的主导关系。[①]支付制度成为调节医疗保险和医疗服务关系的重要抓手，医疗保障制度也通过费用分担机制、监督机制等手段控制医疗费用上涨。

在英国，国民健康服务体系会将医疗经费按照人口和医疗需求等因素合理分配给卫生服务的地方机构，各地临床卫生服务机构获得资金后，任务便是将资金分配给自己委托的医院和全科医生。医院方面，实行医疗服务打包付费，根据不同的时间间隔将资金预付给医疗服务提供者，当然也有一些医疗服务是按项目付费。全科医生获得收入的方式有两种，对于独立承包商，主要依据服务数量和质量确定，数量方面根据医生签约的居民数量，按人头付费；质量方面通过质量分析系统测量医生服务质量，确定拨付后的资金由全科医生自主掌

---

① 蔡仁华. 发达国家医疗保险制度［M］. 北京：时事出版社，2001：49-50.

握，盈亏自负。对于独立承包人的雇员或直接由基层医疗机构雇用的医生，也有实行工资制模式的，工资制模式下的医生的工资从5万英镑到10万英镑不等。

美国的管理式医疗模式，分别针对医生、住院、门诊、辅助医疗机构设计了不同的支付办法。第一，在医生薪酬支付方面，一般来讲，针对初级保健医生采用按人头付费方式，针对专科医生采取按项目付费方式（又可细分为按市场价格付费、按计划价格付费、按相关价值系数法付费），针对门诊医疗或手术治疗一般采取总额支付法，针对专职雇员的医生采取薪金制支付医疗费用。此外，为了使医生参与到医疗费用控制中来，在实践中还会结合风险押金和奖励的模式，刺激医生节约医疗费用。第二，在门诊和医院机构费用支付方面，一般来讲，针对护理和康复医院采取按床日费用付费（又可细分为固定床日费法、浮动床日费法、弹性床日费法），针对治疗手段较为成熟的病种采取按病种支付，对于有多种治疗方案的疾病按病例分型打包支付。第三，在流动诊所机构方面，一般采取按巡诊人次支付和按分类价格支付，即事先约定每人次的巡诊价格，乘以巡诊人次进行计算。第四，在临床辅助服务方面，如各类诊断性检查和矫正型治疗服务，一般采取按人头付费、按折扣价付费和按病例分型打包支付方式。第五，在药费支付方面，一方面是药剂师的配药劳务费，劳务费标准一般由双方协商确定；另一方面是对药价的补偿，由于药品种类的不断更新，不同厂商的药价也不尽相同，因此医保机构通常设定一份标准药价清单，费用补偿就按照目录清单的价格来支付。第六，对心理治疗或毒品上瘾治疗等方面的医疗费用，由于此类医疗服务的特殊性，医保机构往往委托专业机构进行费用支付。

在德国，在向医院付费方面，2000年，德国在医保改革法案中仿效澳大利亚采取了"按诊断相关分类付费"（DRG）模式，从医疗费外部进行总额控制。目前，除精神疾病、心理疾病和一些特殊部门外，德国所有医院均按照此模式收费。在公共卫生方面，德国法定医疗保险为参保人购买了健康体检、疫苗注射等多种疾病预防服务。比如6岁以下儿童体检和早期预防接种，20岁以上女性和45岁以上男性每年的癌症筛查体检，35岁以上成年人每两年的心脑血管疾病和糖尿病筛查体检等。针对以上项目，医保基金按项目向服务提供者支付费用。在医生方面，对于专科医生，由于多属国家雇员，因此多采用薪金制支付，对于私人执业的初级卫生保健医生，医保机构按照"总额预算制下的按服务项目支付"方式发放，先由医师协会计算出所辖医生的服务总量，折算成对应的薪酬价格后与疾病基金会协商确定总额，再由医师协会根据各医生的服务项目和工作量细分到每位医生手中。在药物支付方面，对于在特定的药物组别中具有相同有效成分、在临床上具有相互替代性的药物，医保机构会确定一个最高补偿线，即所谓的参考定价，超出部分由患者自付；对于具有专利、缺乏替代性产品的药物，则不受参考定价制度约束。

新加坡对医疗费用的控制依靠强有力的政府监督，鼓励患者和医疗服务提供者在使用医疗保健服务时保持审慎态度和成本意识。此外，公共部门作为主要医疗保健提供者的角色，也为私营部门以及整个卫生系统不再强调利润最大化设定了基准。在此背景下，私营医疗服务提供者需要确保它们的医疗服务价格不会高于公共部门，从而提供合理的价格和质量。政府根据住院和日间手术服务的诊断相关组和门诊就诊的单件费率对公立医院进行资助。如针对医院医疗费用的支付方面，新加坡体现了较为明显的按服务单元付费特色，包括按床日付费、按项目打包付费等。按床日付费如普通病房每天800新元、重症监护治疗每天 2200 新元、精神科治疗每天 160 新元、社区康复医院治疗每天 350 新元、社区医院常规就诊每天 430 新元、常规性医院姑息治疗每天 250 新元、专业性医院姑息治疗每天 350 新元，按项目打包付费如癌症化疗每月 3000 新元、肾脏透析每月 1100 新元、器官移植免疫抑制每月 550 新元等。新加坡也在多个方面控制医疗费用的成本。新加坡对公立医院引入商业会计系统，可以更准确地了解运营成本，并加强财务纪律和问责管理。新加坡卫生部还努力提高医疗卫生透明度，公布了各类疾病的病房收费、手术费用、检测费用等，以促进患者选择并促进医疗机构间的竞争。对于药品，新加坡采取公开招标和集体采购方式进行，以降低药品价格。新加坡政府还严格控制医生数量，防止医生数量过多导致的诱导医疗服务需求。

（二）医保调控医疗服务供给能力比较

医疗保险对医疗服务质量和医疗服务资源配置的引导能力多通过薪酬激励和市场竞争等手段实现。在引导医疗服务质量方面，大部分国家的全科医生均实行市场竞争模式，通过医生的充分竞争和患者签约自由选择初级卫生保健医生提供优质、充分的医疗服务。在引导医疗服务资源配置方面，由于医院等大型医疗机构患者来源充沛，医疗保险基金很难对其产生引导作用。因此，当前各国医保资金逐渐开始直接购买医生或小型诊所的医疗服务，由于医生和小型诊所在微观上具有较强的竞争性，医保对医生服务的引导功能自然能够得以施展。此外，面对医护人员短缺的问题，多国医疗保险基金支持医院发展互联网医疗服务，如英国在新的医疗发展规划中将远程医疗纳入医保范围，从而扩大医疗服务的供给总量。

以德国为例，医保在德国的医药卫生体制中处于枢纽地位，发挥着不可忽视的主导作用。德国能够预防"看病难、看病贵"现象的发生与医保在"三医联动"中的主导治理能力密不可分（见图 7-2）。其能力主要包括吸引基层优质全科医生、巩固分级诊疗的能力，控制医疗费总额的能力，减轻参保人自费压力的能力，促进公共卫生发展的能力，提高疾病预防的能力，规范医院医生收入、防止以药养医的能力，以及抑制高价药品和促进新药研发的能力。

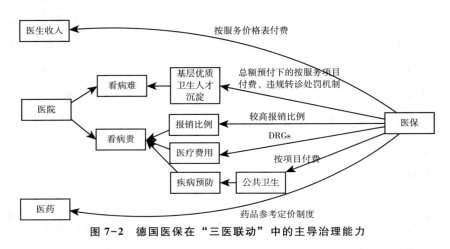

图 7-2　德国医保在"三医联动"中的主导治理能力

三　医疗保障体系可持续性比较

（一）费用征收方式比较

对可持续性的研究可通过多种指标或复杂的系统模型检验，但不论哪种对可持续性的理解，确保医疗保障稳定的资金来源都是检验医疗保障体系可持续性的重要指标，而筹资方式的有效性是确保筹资能力的重要一环。在一定程度上讲，筹资方式的差别构成了国际医疗保障模式区分的重要标志，本章对可持续性的比较也主要基于对筹资方式的比较。① 目前全球主要存在税收征收和费用征收两种模式。税收

① 朱恒鹏，岳阳，续继. 政府财政投入模式对医疗费用的影响［J］. 经济研究，2021（12）：149-167.

模式主要存在于英国、加拿大等全民免费医疗模式国家，美国老年人
医疗保险制度也采用工薪税方式；费用模式是当前的主流模式，多存
在于实行社会保险制的国家，如德国、法国、日本等，新加坡的强制
储蓄实质上也是一种费用征收模式。从实践效果看，费用征收模式可
以保障医保资金专款专用，受经济波动和政府预算影响较小，国家可
以根据年龄、收入等设置多档缴费利率，如新加坡中央公积金利率在
12.5%到37%之间浮动①，划入医疗账户的比例也在 0.1622 到 0.84
之间调整②，灵活性较强。但缴费模式与就业关联较为紧密，容易造
成人员漏保现象，且需应对参保人员能力不足的问题。税收模式的人
群覆盖面较广，能够统筹调剂相关税种的使用，如将烟草税、酒精税
的一部分拨入医保基金。但税收模式对非正规就业人员的资金筹集效
果不足，在未实行专项税收的情况下有被政府其他预算挤占的风险。
首先，税收模式难以对退休人员等群体筹资，在老年医疗费用消耗巨
大的形势下，容易导致老年群体医保费用的权责失衡。其次，筹资的
分担比例关乎医疗保险筹资能力的可持续性，在治理能力中扮演着重
要角色。国外对于就业群体的医保筹资在雇主和雇员间基本维持在
1∶1,如德国当前医保缴费比例为 14.6%，雇主和雇员各负担一半;③
美国就业人口缴纳的老年医疗保险税为 2.9%，雇主和雇员也各负担
一半。最后，筹资来源的多样化可以有效增强医疗保险筹资能力的可

① CPF Contribution Rates Changes from 1 Jan 2022 ［EB/OL］. (2021-07-25)［2021-12-15］. https://www.cpf.gov.sg/employer/infohub/news/cpf - related - announcements/increase-in-cpf-contribution-rates-from-1-january-2022.

② CPF Allocation Rates from 1 January 2016 ［EB/OL］. (2021-12-07)［2021-12-15］. https://www.cpf.gov.sg/member/growing-your-savings/cpf-contributions/saving-as-an-employee.

③ 1998 bis 2021 Weitere Angaben zu dieser Statistik, sowie Erläuterungen zu Fußnoten［EB/OL］. (2021-01-01)［2021-12-15］. https://www.gkv-spitzenverband.de/media/dokumente/service_1/zahlen_und_grafiken/Faktenblatt_Rechengroessen_und_Grenzwerte_im_Versicherungs-_und_Beitragsrecht_2021.pdf.

持续性。① 如 2009 年美国把联邦烟草税从每包 39 美分提高至 1.01 美元，用于资助儿童医疗保险扩大计划。除了税收调剂外，拓宽医保筹资来源的渠道还包括社会捐款、政府补贴等。

（二）弱势群体兜底保障能力

可持续性的另一个衡量标准是要确保贫困人员的参保公平性。由于采取保险费征收模式容易产生无收入、低收入人员参保能力不足的副作用，因此在实行费用征收模式的国家，政府普遍负担起贫困人员参保的职责。如美国建立贫困人口医疗保障制度，覆盖各类贫困儿童、孕产妇、残疾人、老年人等，目前 19.3% 的美国人被纳入此项制度②，奥巴马政府出台的平价医疗法案也努力通过政府力量帮助低收入人口加入商业医疗保险制度。新加坡建立了医疗基金制度，以资助因经济贫困无法参加中央公积金、无力支付医疗费用的患者，此外，新加坡还设立了社保援助计划和政府医药津贴，以减轻居民的门诊和住院费用负担。③

第四节　医疗卫生体制组织管理体系比较

一　医疗卫生体制管理主体比较

卫生部门在美国、英国、德国、新加坡四国医疗卫生体制中扮演

---

① Roosa Tikkanen, Robin Osborn. 2020 International Profiles of Health Care Systems [M]. The Commonwealth Fund, 2021: 83-91.

② Health Insurance Coverage in the United States: 2017 [EB/OL]. (2018-06-24) [2021-12-15]. https://www.census.gov/content/dam/Census/library/publications/2018/demo/p60-264.pdf.

③ 刘国恩，葛楠，石菊. 医疗保险政策国际比较 [J]. 中国药物经济学, 2017 (07): 29-31+37.

了较为重要的角色，但根据各国医疗卫生体制的不同，卫生部门管理的范围不尽相同（见表7-8）。首先，在医疗服务方面，美国、英国、德国、新加坡四国卫生部门均负责公立医院和私立医院的宏观指导与监督，但均不进行直接干预，医院的运行由独立的医院董事会按照《公司法》或相应的公法运行，这方面各国是较为一致的。其次，卫生部门在医疗保障体系（医疗服务筹资）方面的功能具有一定差异性。如美国卫生部同时负责联邦医保和贫困人口医疗保障的体系建设；英国由于采取基于税收的费用筹资模式，因此经费筹集主要由税务和财政部门负责；德国联邦自治委员会负责医疗保障体系的直接管理，但具体经费筹集、待遇报销则由各法定医疗保险公司负责；新加坡卫生部门管理医疗保障各项目的政策制定等，但具体执行则交由中央公积金管理局。需要说明的是，英国、德国和新加坡各国的医疗保障直接管理主体虽都隶属于卫生部门，但都保持了较为独立的法定地位，其本身性质也较为多样。如英国国民健康服务管理机构负责医疗保障资金的分配，但其本身属于非政府性公共部门；德国联邦自治委员会是由多个主体组成的自治委员会；而新加坡中央公积金管理局则属于政府部门。

表 7-8　医疗卫生体制管理主体比较

	医疗服务管理主体	医疗保障管理主体
美国	卫生部门	卫生部门医保中心
英国	卫生部门、国民健康服务管理机构	卫生部门、国民健康服务管理机构
德国	卫生部门	卫生部门、联邦自治委员会、法定医疗保险公司
新加坡	卫生部门	卫生部门、中央公积金管理局

二 医疗卫生体制行业主体比较

除了直接参与医疗卫生体制管理的各类主体外，部分国家医疗行业中的行业协会也起到了巨大的推动作用，成为不可忽视的力量。

在美国，由于结社氛围浓厚，医疗行业也成立了各种各样的非营利性行业组织，包括医疗人员协会、医疗教育协会、病人消费服务保护协会、医疗研究机构等。根据美国慈善中心的统计数据，美国有医疗相关的行业、产业组织 1552 个，专业人员的协会和学会 2131 个，非营利性的医疗研究机构 2191 个，医疗社会福利机构 719 个。[①] 比较重要的有代表医生权益的美国医学会、代表医院发展的美国医院协会、代表医疗保险行业的美国医疗保险协会以及代表制药行业的美国药物研究和制造商协会。

在英国，除了政府管理部门外，还有一些独立的行业组织会对国民健康服务体系的运营产生影响，主要有国家卫生服务联盟、国家健康与临床规范研究院、护理质量委员会。国家卫生服务联盟的性质类似于行业协会，代表提供国民健康服务的各类组织，其成员包括急性信托、救护车信托、社区卫生服务提供者、基金会信托、精神卫生提供者和临床委托组织，以及一些在国民健康服务体系内提供服务的独立和自愿性部门医疗保健组织。该组织致力于维护英国医疗服务领域劳动力权益，宣传国民健康服务体系的成果，定期发布有关医疗保健重要问题的简报和报告，还编写了国民健康服务体系年度指南，即国民健康服务体系手册。国家健康与临床规范研究院是英国卫生和社会关怀部下属的一个非政府性公共机构，主要负责四个方面的规范制定，包括国家医疗保健服务卫生技术的使用规范（如使用新的和现

---

① 赵强. 揭秘美国医疗制度及其相关行业 [M]. 南京：东南大学出版社，2010：185.

有的药物、治疗方法和程序）、临床实践（对特定疾病和状况的人进行适当治疗和护理的指南）、关于公共部门人员促进健康和避免不良健康的指南，以及社会护理服务和用户指南。护理质量委员会也是英国卫生和社会关怀部下属的一个非政府性公共机构，成立于 2009 年，前身为医疗保健委员会，其职责是确保英国的医院、疗养院、牙科和普通诊所以及其他护理服务能够为人们提供安全、有效和高质量的护理，并督促它们进行改善。

德国也有着发达的行业协会组织。如法定健康保险医师协会通过游说以保持和改善医疗系统的质量。该协会认为，即使医保基金资源有限，所有患者都应该从医疗进步中受益。该协会代表所有医生和心理治疗师的政治利益，并向公众通报其健康政策。它倡导医生在立法程序中的地位，保留医生的联邦登记册，并与国家健康保险基金联合会和医疗保健部门的其他各方签订合同。它与国家健康保险基金联合会一起制定和修订医生收费表，即所谓的统一评估标准。该协会在法律上拥有两个机构：代表会议和董事会。代表会议由区域法定健康保险医师协会的 60 名代表组成，其主要职能是就法定健康保险医师协会职责范围内的基本问题、指导方针和法规作出决定。

第八章　国际医疗卫生体制基本经验与中国适用性

第一节　国际医疗卫生体制基本经验总结

一　医疗服务供给方面：维护分级诊疗基本格局，发展多元服务供给主体

（一）维护分级诊疗基本格局，重视基层医疗服务建设

典型国家医疗卫生体制在医疗服务供给方面，均保持了分级诊疗的基本形态，较为严格地划分基层医疗服务和医院医疗服务的服务层级，并将基层医疗服务作为其供给体系的重点。其分级诊疗内在机制可以概括为"整体统筹、疏堵结合，上下共抓、以下为重"16个字，即整体设计分级诊疗格局，在限制转诊的同时提升基层就医环境；分级诊疗从医院服务和基层服务共同入手，并以基层医疗服务的建设为重点。具体来讲，医疗卫生体制通过"功能分割、利益共融、人员下沉、竞争提质"四大机制实现分级诊疗体系的有序运行，这四大机制环环相扣、缺一不可（见表8-1）。

表 8-1　国际分级诊疗体系内在保障机制

分级诊疗内在保障机制	分级诊疗内在保障机制子指标
功能分割	诊疗分割
	资源共享
利益共融	就医代理人
	健康管理者
人员下沉	人员优质
	职业吸引力
竞争提质	政府监管
	行业竞争

第一，功能分割。功能分割，指将医疗服务功能细分为门诊诊断、药品供给、检查检验、住院服务、康养护理等，并分别交由不同的主体承担。初级卫生保健的全科医生或诊所负责门诊诊断，独立药房负责药品供给，医院或独立的检查中心共享检查结果，专科或大型医院负责住院治疗，护理院、临终关怀院等负责康养护理。通过功能分割，医疗卫生体制形成了相互关联又相互独立的子体，医疗服务各个环节的医疗资源得到分散，避免了人群聚集，也有利于利益的均衡。第二，利益共融。功能分割后如何保障患者的医疗权益不受阻碍，其内在保障机制便是全科医生与患者的利益共融机制。全科医生受到政府和行业严格的监督，须为所签约居民的健康承担总责，其服务质量直接关系下年的签约居民数量、个人收入。因此，全科医生不仅是患者的初诊医生，在转诊后，全科医生依然承担患者的就医代理人角色，参与医疗服务的整个链条。在很多地区，全科医生还会监测患者的吸烟、喝酒、健身状况，从而不仅在疾病就诊方面，更是从整体健康管理视角实现了利益共融。第三，人员下沉。从"利益共融"机制可以看出初级保健医生的重要性，因此分级诊疗成功的核心机制是如何引导优秀的医生进入初级保健体系中。一般来讲，强大的经济

诱导是必不可少的。在多个国家，医生（全科医生和专科医生）的薪酬远高于社会平均工资（见图8-1）。第四，竞争提质。除了传统的政府和行业组织的监管外，国外在初级卫生保健服务方面普遍实行竞争性的市场选择模式，通过充足的初级保健医生队伍，给予居民选择关乎自身医疗服务品质的签约权。通过这种设计，初级保健医生树立了"以患者为中心"的服务宗旨，多数与患者保持了良好的关系，甚至有的患者终生一直签约同一名全科医生。

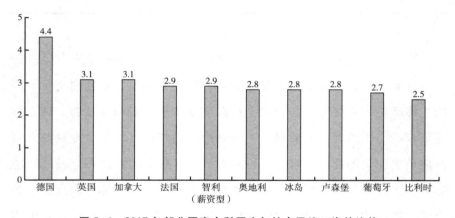

图8-1　2017年部分国家全科医生与社会平均工资的比值

资料来源：OECD. Remuneration of Doctors（General Practitioners and Specialists）in Health at a Glance 2019：OECD Indicators［M］. OECD Publishing, Paris, 2019。

（二）私立力量主导基层医疗服务，医院医疗服务主体多样

在国外医疗服务供给主体中，政府、社会组织和市场的力量均得以彰显，各自发挥着重要作用（见表8-2）。

首先，在基层医疗服务中，市场力量占据主要地位，美国、英国和德国的基层医疗服务基本由私立的全科医生或医生团体组成的诊所负担，新加坡基层医疗服务虽然也有公立性质的诊所服务，但私立诊所服务仍占主导。市场性的力量在基层医疗服务中得以彰显。其次，

在医院医疗服务中，各国情况差异较大、模式迥异。由此可见，在医院的性质方面，并不存在一致性内在要求，这一点对于解决当前我国医疗卫生体制改革中的争端是尤为重要的。最后，政府力量是不可或缺的。在各国医疗服务供给中，政府虽在医疗服务直接供给中承担责任有多有少，但都没有缺位。政府医疗服务供给的基本职能主要包括特殊群体（如军人群体）医疗服务供给、特殊疾病（如精神类疾病、传染性疾病）医疗服务供给、偏远地区（如高山、远郊地区）医疗服务供给等。

表 8-2　按公私性质划分的医疗服务供给模式比较

	基层医疗服务	医院医疗服务
美国	私立全科医生、私立诊所	非政府性非营利性医院为主,公立医院和私立医院为辅
英国	私立全科医生、私立诊所	公立医院为主
德国	私立全科医生、私立诊所	公立、私立和非营利性医院较为均衡
新加坡	私立诊所为主,公立诊所为辅	公立医院为主,私立医院为辅

二　医疗保障建设方面：确保基金待遇保障能力，提高医保控制能力

（一）提供患者无忧的医疗保障

美国、英国、德国、新加坡四国的医疗保险模式虽有不同，但对参保患者的保障力度均较大，对于未参保患者则设置了医疗救助制度，以减轻患者负担。英国实行免费医疗，虽然从处方费等处获得一些次要资金来源，但这部分资金所占比例很小，如处方费只在英格兰地区实行，每张处方收费 9 英镑，共付费用则主要发生在牙科、眼科、居家护理等方面，并有共付最高限额的保障。德国个人自付的费

用通常为费用总额的 10%，如果药物、治疗和家庭护理的自费部分占其总收入的 2%，则患者可免除相应年度的共付额，对于慢性病患者，共付限额为 1%。由于英国和德国的免费医疗和社会保险保障范围较广，基本不需要额外的医疗救助制度。美国虽实行以商业医疗保险为主体的模式，且有起付线、共付比例等，但一般设置个人负担封顶额，超过封顶额后患者无须付费①。对于无能力购买医保的贫困群体，政府则采用医疗救助制度。新加坡由于较高的自付比例，因此在终身健保制度之外，设立了政府负责的保健基金和政府医药补贴计划，同样实现了医疗费用的全面保障。各国医疗保障的范围除了医疗费用的偿付外，还包括交通费、护理费、营养费等间接医疗费用，保障范围较为全面。通过单一或多层次的制度安排，各国基本避免了因病致贫现象的发生。

（二）医保通过支付方式等机制有效调控、整合医疗服务供给

在各国的医疗卫生体制中，医保的主导力量较为凸显，医疗保障体系通过支付方式、薪酬管理、资金整合对医疗服务起到了巨大的调控作用。首先，混合付费成为各国医保控制医疗费用的共同做法。在美国、英国、德国、新加坡四国，不管是高福利水平的德国和英国，还是自付比例略高的美国和新加坡，对医疗费用的控制都成为它们不约而同的做法。受人口老龄化、慢性病人数增加、医疗技术水平提升和公民医疗期盼提高等因素影响，控制医疗费用的上涨成为各国的重点任务。美国、英国、德国、新加坡四国均采取了混合式付费体系，对于医疗服务采取总额预算、按病种付费、按服务分值付费、按人头付费、按床日付费、按项目付费等方式。如美国针对门诊医疗或手术治疗一般采取总额支付法，针对专职雇员的医生采取薪金制支付医疗

① 孙冬悦，孙纽云，房珊杉，董丹丹，梁铭会．大病医疗保障制度的国际经验及启示 ［J］．中国卫生政策研究，2013（01）：13-20.

费用，针对护理和康复医院采取按床日付费，针对治疗手段较为成熟的病种采取按病种支付，对于有多种治疗方案的疾病按病例分型打包支付。对于药品价格，通过招标谈判、集体采购，或者如德国划定药品报销价格基准线制度，改变传统的药品付费策略。其次，医保引导医疗服务行为成为常态。由于医疗服务是医疗费用产生的基础，控制了医疗服务也就自然实现医疗费用的控制，各国逐渐将医生收入纳入医保支付范畴，从而起到激励或约束作用。如美国为了使医生参与到医疗费用控制中来，采取了风险押金和奖励的模式，刺激医生节约医疗费用。对于全科医生，各国采取按人头付费的策略，结余资金可以由医生留用，增强了医生控制医疗费用的主动性。最后，医保整合公共卫生资金、长期护理资金，整合医疗服务供给。美国、英国、德国、新加坡四国均从大健康理念出发，不仅将医疗费用用于疾病后的费用偿付，而且将医疗费用用于疾病发生前端的疾病预防和后端的康复护理。在疾病预防环节，如美国管理式医疗组织将参保人的健康体检纳入管理范畴。英国将吸烟、酗酒等危害健康的行为纳入医疗服务范畴，为参保人提供戒烟戒酒治疗。德国将费用用于对 6 岁以下儿童体检和早期疫苗接种等，还对全年不发生疾病的参保人返还一定的参保费用。在疾病后期的康复护理环节，如新加坡要求医院对症状减轻患者及时转入疗养中心或社区医院进行护理，并开发家庭病床，保障对出院患者的全方位医疗服务。

三　组织管理方面：通过管办分离和主体创新等，加强医疗卫生体制自主性

（一）坚持实施管办分离

各国医疗卫生体制管办分离主要体现在管理部门与具体执行部门的高度分离。在医疗服务供给方面，20 世纪 80 年代后，管办分

离的共同趋势逐渐明显。美国、英国、德国、新加坡四国均有不同程度的公立医疗机构，德国、英国的很多医生还属于国家的政府雇员或薪资制雇员。但在新公共管理运动后，卫生部门逐渐不再直接干预公立医院运行，使医院采取公司模式运行，不对医院的人事、财政等进行直接干预，医院之间不设等级划分，公立医院只在财产归属上为国家所有。卫生部门负责对医疗质量的监督，不区分公立医院和私立医院，医保部门的采购、付费政策也向公私医院同等开放。各国采取管办分离、公立医院市场化运行策略的主要目的在于营造公平的医疗服务竞争环境，增强医疗质量监督的客观性，提高医疗服务资源配置效率。管办分离也逐渐延伸到医疗保障领域。如德国的医疗保险由市场化主体的法定医疗保险公司具体实施，运行规则按照既定的法典规定，联邦自治委员会作为最高管理机构并不参与直接运行。新加坡医疗保障政策由卫生部门监督指导，但在具体运行方面仍由中央公积金管理局独立运行，机构采取董事会方式独立运行，政府部门不做具体管理。美国负责联邦医保和贫困人口医保的医保中心，近年也在通过政府购买服务的形式，将医疗保障运行的具体事务交由市场机构，从而实现较大程度的管办分离。通过对医疗卫生体制内的管办分离实施机制和各国未来改革趋势的研究，可以发现，政府正逐渐从具体的经办事务中脱离，转而给予社会力量和市场主体更多的参与空间。

（二）创新医疗卫生体制管理主体和形式

除传统意义上的政府和市场主体外，各国医疗卫生体制实践中的非政府性非营利性组织正在发挥巨大作用，甚至成为主要力量。如英国国民健康服务管理机构虽隶属于英国卫生部门，但性质为非政府性公共部门，在具体运行中也拥有较大的独立自主权，不受卫生部门的直接干预。在美国，医院主体中非政府性非营利性的医院占比已超过政府医院和私立医院占比，美国商业医疗保险中非营利性"双蓝组织"的保险份额占市场总额的1/5还多，此外多个行业协会组织在医疗卫生体制发展中起到了举足轻重的作用。除了新的管理主体的出现，新加坡还创新了管理形式，如中央公积金管理局虽为政府机构，但通过公司化方式运行医疗保障体系取得了较好的效果。德国在医疗卫生体制方面，不仅创新了管理主体性质，也实现了管理方式的创新。德国医疗卫生则由多方主体组成的委员会实行自治管理，而具体运行又进一步交由市场主体独立操作。同管办分离的目的一样，各国创新医疗卫生体制管理主体和形式，进一步减轻了政府直接运行医疗卫生体制的负担，并使医疗卫生体制朝自治管理、独立运行的方向发展。

（三）市场化管理特点成为共同元素

虽然英国和德国不如美国和新加坡的市场化程度深，但近些年也正逐渐重视市场机制的作用，市场化和竞争机制成为各国医疗卫生体制中不可缺少的要素。美国的市场化程度一般被认为是最高的，不论是其大量的私营化医疗保险公司还是大量的私营化医院，市场主体占据了相当大的体量。新加坡政府虽然一半的医院归政府所有，中央公积金管理局也属政府管理，但不论是公立医院还是中央公积金管理局，均采取市场化运营策略，与企业主体经营方式相同，新加坡甚至还建立了政府投资公司。英国从20世纪90年代开始就逐渐加快国民健康服务体系"内部市场化"的速度，将医疗服务购买者和提供者分开，购买者依然以政府部门或联合委员会为主体，但医疗服务供给者逐渐将私营医疗服务纳入购买体系中，营造医疗服务供给的竞争性氛围。德国同样在20世纪八九十年代开始医院私有化改革，在医疗保险体系中，将私营医疗保险纳入国家保障全民医疗保险的制度架构中，加强市场的作用。此外，除新加坡初级卫生保健体系中有少量的政府综合诊所外，各国的初级卫生保健体系均以私营的全科医生为主体，鼓励相互竞争。从各国发展历史和改革趋势看，市场化程度的加深和竞争机制的广泛应用仍将继续。

四　小结

从样本国家的分析可以总结出如下结论，不同国家医疗卫生体制在以卫生部门为主的统一管理下采取了相同的分级诊疗服务模式，从健康管理的全方位视角解除了参保人的就医担忧，均积极通过付费方式调整、引导医疗行为等措施控制医疗费用上涨，各国的医疗卫生体制均回应了国情因素的需求，未来将继续在本国特有模式的基础上实行渐进改革。这些同质性的做法、趋势打破了国家之间、体制之间的禁锢，形成了国际医疗卫生体制的基本经验。对待这些同质性经验，首先，应充分尊重这些同质性经验，这些经验在样本国家经过几十甚或上百年的检验，是经过政府、市场和民众共同选择之后的结果，对这些经验的借鉴可以有效地增加本国医疗卫生体制的成效。其次，这些同质性经验具有一定程度上的普遍性，没有因政治、经济、文化、社会等国情因素的不同而不同，也没有因医疗卫生体制模式的不同而改变，一定程度上讲，这些经验是可以"照搬照抄"的部分所在。最后，当本国医疗卫生体制与这些经验发生冲突或矛盾时，应积极谋求自身的改变，使自身的医疗卫生体制符合国际医疗卫生体制经验的主流。

各国在形成医疗卫生体制共同经验时，也保存了各自国家的不同特色。各个国家在不同的医疗服务主体角色、不同的医疗保险制度架构和筹资方式、不同的医疗费用控制主体、不同的经办主体下共同生存，而这些异质性内容其实正好回应了各个国家国情的不同要求，因此也面临着各自不同的医疗问题。从另一个角度讲，异质性内容的存在也是国际医疗卫生体制比较中的经验之一，同样具有极大的借鉴意义。可以发现，医疗卫生体制异质性内容多围绕"主体"和"方式"展开，如医疗卫生体制中政府、非营利性组织、市场不同主体的角色，筹集医疗费用时采用税收征收模式还是费用征收模式。这些异质性内容的存在说明，在医疗卫生体制改革中，对于"主体"和"方式"的差异不必过于纠结，不同的"主体"和"方式"均能实现医疗卫生体制的健康运行。[①] 因此，在借鉴国际医疗卫生体制经验时，异质性内容是国情特色得以发挥作用的所在，各国根据各自国家的偏好选择适当的"主体"和"方式"即可。这些异质性内容也是各国能够实现本国医疗卫生体制特色创新的原因所在（见表8-3）。

表8-3　医疗卫生体制国际经验

类别	具体内容	与国情关系
同质性经验	维护分级诊疗基本格局，重视基层医疗服务建设	不因国情差异而有不同
	私立力量主导基层医疗服务，医院医疗服务主体多样	
	提供患者无忧的医疗保障	
	医保通过支付方式等机制有效调控、整合医疗服务供给	
	坚持实施管办分离	
	创新医疗卫生体制管理主体和形式	
	市场化管理特点成为共同元素	
异质性内容	医疗保障模式选择	适应本国国情的选择
	医院医疗服务主体性质结构	

① 江宇. 对医药卫生体制改革研究方法的思考 [J]. 黑龙江社会科学，2020（03）：87-92+160.

第二节　国情因素对异质性内容的意义及我国的选择

一　国情因素对医疗卫生体制异质性内容的意义

（一）政治、经济、社会、文化、历史等对医疗卫生体制的影响巨大

一国国情涵盖多种因素，如政治、经济、社会、文化、历史、地理、国际关系等，每一种国情都有可能对本国的医疗卫生体制产生巨大影响。这种影响的内涵包括三个方面。第一，不同因素均具有重要影响，没有主次之分。如德国若没有上千年的行会传统，便难以形成医疗卫生体制中的自治管理方式；英国若没有工党国有化进程的推动，国家健康服务体系便难以形成；美国若没有发达的市场经济，便不可能产生繁荣的市场保险主体；新加坡若不是由于特殊的建国历史，便难以选择个人负担责任较为明晰的中央公积金模式。第二，同一种因素在不同国家影响作用不同。如经济因素通常会起到较大作用，不论是新加坡设计医疗卫生体制时对经济发展阶段的优先考量，或者是英国雄厚的经济基础对福利国家建设的基础性作用，或者是美国繁荣的市场主体对医疗卫生体制的利益影响，均可见到经济因素的作用，但在最早建立社会保险制度的德国却并未发现同样的情况。再如历史沿袭的影响，英国之所以能够构建政府广泛介入的国民健康服务体系，与英国几百年来政府介入济贫事务的历史传统密切相关；但新加坡独立后，迅速地改变了传统的不强调个人责任的免费医疗模式，转为了个人责任意识较重的医疗储蓄账户模式，历史的路径依赖并未对新加坡新制度的出台造成大的影响。再如政治因素的影响，在新加坡，由于人民行动党的强大号召力，政党在医疗卫生体制发展中起到了巨大促进作用；而在美国，民主党和共和党的政见不同，对全民医疗保险的建设起到了巨大的阻碍作用，医疗卫生体制改革在政党轮流执政的浪潮中艰难前行。第三，各种国情因素经过相互适应，历经时间的打磨后，便会形成独特的医疗卫生体制理念，如英国的按需分配、美国的自由主义、德国的社会团结、新加坡的个人责任。这些理念的形成标志着本国医疗卫生体制的成熟和定型，理念一旦形成便很难在单一国情因素改变的情况下发生巨变。

（二）具备相应的国情条件是国外经验可以借鉴的前提

美国、英国、德国、新加坡四国采取了模式迥异的医疗卫生体制，但通过分析其制度产生的国情环境可以发现，均是契合了本国特殊的国情需求。如美国以市场为主体的商业医疗保险模式符合了自由选择的文化传统，符合了发达的市场经济的需求；英国全民免费医疗模式与二战之后英国的社会需求有着紧密联系；德国社会保险模式的医疗卫生体制更是工人阶级运动产生的直接后果；新加坡高效的储蓄制医疗账户则是其处于经济腾飞阶段、社会追求效率而作出的主动选择。四国的医疗卫生体制发展和改革的历程表明，国情因素是至关重要的先决条件，在不同的条件下，应尊重本国国情，选择适合自身的制度安排，而不是盲目地复制别国制度。

由于各国的政治、经济、社会、文化、历史等因素造就了本国的医疗卫生体制，因此国情就成为一国医疗卫生体制赖以生存的必要条件，在借鉴该经验或做法时，首先要审视其依托的国情因素在本国是否具有。如新加坡中央公积金制度与其高就业率、高人均收入、国土面积小、收入分配差距小、相对稳定的经济投资环境等密切相关，如果将这种制度复制到经济落后的非洲地区则必定难以持续发展。再如德国自治的体制特点得益于悠久的行会历史和工人运动政治谈判的积累，以及成熟的法治体系，如果将自治做法复制到医疗卫生法治尚在试点摸索阶段的国家则必定混乱不堪。事实上，不同的国家，尤其是地理距离较远的大国之间，很难在政治、经济、社会、文化、历史等国情方面完全一致，所以完全照搬照抄某一国的医疗卫生体制模式必定会导致极大的坎坷，可行的借鉴模式只能是"东拼西凑"。在缺乏近似国情的情况下，便只能设计适合本国国情的体制机制。从这个意义上讲，医疗卫生体制的完善和发展必须遵循"学习+创新"两个基本原则，缺少学习可能会忽视国际医疗卫生体制发展经验，缺少创新则可能导致所引进的医疗卫生体制"水土不服"。

（三）分析本国国情需求是改革医疗卫生体制模式的重要基础

从上文分析可知，优秀的、成熟的医疗卫生体制是与本国国情需求相契合的体制，当医疗卫生体制不能回应国情需求时，便容易产生问题，改革也会陷入瓶颈。因此，对于医疗卫生体制后发国家来讲，分析本国国情及其需求应是确定医疗卫生体制改革方向的重要基础。分析本国国情，首先，应归纳本国国情对医疗卫生体制的愿望，即对医疗卫生体制改革基本方向的要求，这种要求主要来自社会民众的诉求，以此奠定医疗卫生体制改革的基本框架。其次，应分析本国国情能力，即能够发展何种形式的医疗卫生体制，主要包括经济能力、政治能力。再次，应分析本国国情历史，重视历史路径的影响，检视已有的医疗卫生体制基础，否则改革的难度将是颠覆性的，改革成本较大。最后，应分析本国国情短板，主要对比国际医疗卫生体制共同经验，检视本国国情不能满足基本发展经验的短板，进而予以修正，这部分是医疗卫生体制改革的难点。

（四）国情只影响医疗卫生体制外在形式而非内在机理

需要注意的是，各国国情虽对医疗卫生体制产生重要影响，但这种影响主要针对医疗卫生体制的外在形式而非内在机理。外在形式包括医疗服务的供给主体性质（私立、公立或非营利性组织）、医疗保险筹资的方式（税收征收或费用征收）、医疗保险的运营主体（政府或市场）、医疗保险责任的划分（个人缴费或自付比例）、医疗服务与医疗保险的一体性（管理式医疗或独立运行）。这些在前文不同国家中不尽相同，由于近些年国外私立医院和公立医院的运行方式逐渐趋同，因此各国医疗卫生体制的差别主要集中于医疗保险，也因此，讨论国际医疗卫生体制外在形式的差别并不具有实质意义。内在机理包括医疗服务分级诊疗模式（初级卫生保健＋专科医院服务）、医药分业模式、医疗保险待遇范围（控制个人自付限额）、医疗保险付费方式等，这些内容在前文国家中基本一致。因此，虽然我们要关注各国国情对医疗卫生体制的影响，但要时刻注意这种影响仅是我们采取的手段，可以不同，但医疗卫生体制共同的经验不能因国情的不同而选择忽视。如市场化方向几乎成为共同做法，英国将医疗服务购买和供给分开，增强购买时服务商的竞争性，从而实现市场化；德国也通过公立医院的市场化运行提高其效率，实行严格的管办分离，促进公立医院的市场化运营。再如健康管理的流行，各国医疗保障均与公共卫生资金协同，将疾病预防纳入医保管理范围，实现整体健康观的管理。这些内容并不因国情的不同而不同。

二　基于我国国情的医疗卫生体制差异性选择

中国在计划经济时期，开创性地运用"赤脚医生＋中药"方式运行的农村合作医疗，能够在国际上取得巨大成功，也正是在"主体"和"方式"方面作出的改变。当前，我国医疗卫生体制改革中若干理论争议也正是围绕这些差异性的选择进行的讨论。从国际经验得知，这些关于"主体"或"方式"的争论没有对错，只看是否符合本国国情。在此，笔者结合我国政治、经济、社会、历史等方面国情因素，对我国医疗卫生体制可自主设定的选项进行分析。

（一）我国国情对医疗保障模式选择的影响

我国现行医疗保障体系实质上已经选择了缴费性质的多层次医疗保障模式，尽管近年不断有学者提出建立"财政负担的免费医疗模式"，但在未来发展中，笔者认为仍应继续坚持现行模式。国情依据有三，第一，我国的税收征收体制尚不成熟，灵活就业人员的税收缴纳体系尚未建立，若通过财政税收方式筹集医疗保障费用，将使诸多农村人口、失业人口、灵活就业人口等群体排斥在筹资范围之外，将降低医疗保障资金的筹资金额，影响可持续发展。第二，我国各地区间经济发展存在差异，各地财政状况不一，尤其在近年"土地财政"效果弱化的情形下，可能出现部分地区无法应对医疗保障财政支出的状况，最终影响居民医疗权益，引发社会不稳定因素。第三，各国医疗卫生体制发展的历史经验表明，历史路径依赖是制度发展难以摆脱的习惯。我国自 1998 年建立职工基本医疗保险至今，在管理架构、群体医疗权益分配等方面已经形成既有生态环境，若更改医保筹资模式，将引起巨大变革，城乡之间、职工和居民之间、各地区之间的利益协调将再次成为改革难点。①

（二）我国国情对医院医疗服务供给主体选择的影响

尽管医院医疗服务供给主体的性质并不在国际医疗卫生体制同质性经验之内，却是困扰我国当前医疗卫生体制改革的难点之一。笔者认为，基于当前我国国情，医院医疗服务供给主体应坚持政府公立医院的主体地位。原因有二，一方面，我国已经形成了大量的公立医疗机构，同医疗保障一样，医疗服务同样具有较强的路径依赖，若强制性进行私有化改革，无疑将是异常艰难的。另一方面，我国的医疗服务市场尚不成熟。虽然从医院数量上看我国民营医院数已经超过公立

---

① 顾昕．社会医疗保险和全民公费医疗：医疗保障制度的国际比较 [J]．行政管理改革，2017（12）：63-70．

医院，但其医疗服务能力却严重落后于公立医院。截至 2020 年，我国民营医院达到 23524 个，占比达到 65%，而民营医院床位仅占 28.6%，各类医疗卫生人员仅占 23%，诊疗人次仅占 16%，① 现存的民营医疗服务供给中，多以美容整形、不孕不育、眼科、口腔科等专科服务为主，多以小型医院为主，缺乏综合性医院，不能满足患者医疗服务需求。此外，我国的民营医院服务的规范性仍有待提升，由于民营医院以营利性为主，容易出现乱收费、高价药等现象，导致民营医院医疗纠纷频出，加剧了居民对民营医院的社会偏见。

第三节　国际规律与国情环境视角下中国医疗卫生体制改革方向

综合国际经验和我国国情，对我国医疗卫生体制改革应遵循的宏观方向或基本目标归纳如下。

第一，强化基层医疗服务能力。加强基层医疗服务作为医疗服务供给重点的地位，将多数医疗服务需求和供给解决在基层医疗服务层面。发挥私立医疗服务灵活充分的特点，丰富基层医疗服务供给。发展全科医生，壮大基层医疗卫生人才队伍，提升基层医疗卫生人员水平，使初级卫生保健医生成为签约居民的就医经纪人、健康管理人。

第二，深化分级诊疗制度。划分基层医疗服务和医院医疗服务的功能界限，促进医疗卫生机构收益和医疗卫生人员薪酬制度与分级诊疗体系的正向关系，制定临床路径、服务规范、转诊标准等文件，促进分级诊疗体系的有序运行。

---

① 国家卫生健康委员会 . 2020 年我国卫生健康事业发展统计公报［EB/OL］.（2021-07-13）［2021-10-31］. http://www.nhc.gov.cn/guihuaxxs/s10743/202107/af8a9c98453c4 d9593e07895ae0493c8. shtml.

第三，提高医保待遇保障水平。提高医疗保障解决参保人"因病致贫、因病返贫"的基本风险防控，确保参保人不因重特大疾病而导致就医费用负担。完善封顶线、医保目录、多层次医疗保障体系等制度建设，提高医疗保障能力，进一步降低个人自付医疗费用占比。

第四，加强医保主导能力。通过深化医疗保障付费方式改革、完善费用分担机制、细化监督机制等措施，强化医疗保障在管理和调控医院、医生、参保人、药品商、医用耗材商等群体方面的引导作用。整合医疗保障资金、公共卫生资金、长期护理资金等资源，将医疗保障病后付费角色扭转为参保人健康管理角色。

第五，推行管办分离运行体制。推进卫生部门与公立医院管办分离，实行公私医院平等化的管理和支持政策。逐步推行医疗保障法人化运行体制，使医疗、医保、医药等回归平等的、自主的法律主体层面，促进多元主体间的谈判合作与制衡，减弱政府部门对具体事务的介入。

第六，加强市场化运行。促进私立营利性医疗服务机构、非营利性医疗服务机构的发展，探索公立医院公司化运营体制。提高基层医疗服务的市场化份额，鼓励私人诊所和全科医生的发展，改革初级卫生保健医生薪酬体系，推进医患利益相容的体制机制建设。

第九章 国际经验视角下我国医疗卫生体制改革路径判断与主要问题

本章从我国医疗卫生体制改革的政策视角和实践视角出发，对标我国医疗卫生体制改革应遵循的基本经验，对我国医疗卫生体制改革的基本路径加以分析，从而检视我国医疗卫生体制改革路径是否处在正确的轨道之中。

第一节 国际经验视角下我国医疗卫生体制改革路径判断——政策视角

在强化基层医疗服务方面，国家层面印发了《关于加快推进社区医院建设的通知》《"千县工程"县医院综合能力提升工作方案（2021—2025年）》《国务院办公厅关于改革完善全科医生培养与使用激励机制的意见》《国务院办公厅关于进一步加强乡村医生队伍建设的实施意见》《关于全面推开县级公立医院综合改革的实施意见》等文件，在加强基层医疗机构建设、促进基层全科医生和乡村医生发展方面作出了重要部署。

在推进分级诊疗体系方面，国家出台了《关于推广三明市分级诊疗和医疗联合体建设经验的通知》《关于推进紧密型县域医疗卫生共同体建设的通知》《关于开展城市医疗联合体建设试点工作的通知》《关于进一步做好分级诊疗制度建设有关重点工作的通知》《医疗联合体管理办法（试行）》等文件，确立了"基层首诊、双向转诊、急慢分治、上下联动"的分级诊疗目标，并重点通过医联体和医共体的形式促进分级诊疗体系的形成。

在提高医保待遇水平方面，国家层面印发了《关于建立医疗保障待遇清单制度的意见》《关于健全重特大疾病医疗保险和救助制度的意见》《关于做好当前药品价格管理工作的意见》《关于印发解决贫困人口基本医疗有保障突出问题工作方案的通知》《关于印发推进医疗服务价格改革意见的通知》等文件，通过健全多层次医疗保障体系、抑制药品和耗材价格上涨、扩大药品目录等方式不断提高参保人医保待遇水平。

在加强医保主导能力方面，国家层面印发了《国家医疗保障局关于印发 DRG/DIP 支付方式改革三年行动计划的通知》《医疗机构医疗保障定点管理暂行办法》《零售药店医疗保障定点管理暂行办法》《国家医疗保障局关于积极推进"互联网+"医疗服务医保支付工作的指导意见》《国务院办公厅关于推进医疗保障基金监管制度体系改革的指导意见》等文件，医保通过支付方式改革、药品和服务价格调整以及监督管理机制等，逐步加大医疗保障在医疗卫生体制中的全方位引导调控作用。

在推进管办分离运行体制方面，国家层面印发了《关于印发公立医院改革试点指导意见的通知》《卫生部关于医师多点执业有关问题的通知》《关于深化公立医院薪酬制度改革的指导意见》《关于推广三明市分级诊疗和医疗联合体建设经验的通知》《国务院深化医药卫生体制改革领导小组关于深入推广福建省三明市经验 深化医药卫生体制改革的实施意见》等文件，通过改革医生薪酬体系和医生执业方式，逐步推动公立医院改革。

在加强市场竞争性机制融入方面，国家层面出台了《关于提升社会办医疗机构管理能力和医疗质量安全水平的通知》《关于印发开展促进诊所发展试点意见的通知》《关于加快发展社会办医的若干意见》《卫生部关于社会资本举办医疗机构经营性质的通知》等政策文件，通过营造有益的环境实践社会办医的发展路径。

从国际经验和国情环境下我国医疗卫生体制改革应遵循的宏观方向或基本目标出发，结合我国医疗卫生体制改革政策，可以发现我国医疗卫生体制改革遵循了国际医疗卫生体制经验，改革路径方向是正确的。

第二节 国际经验视角下我国医疗卫生体制改革路径判断——实践视角

2021年3月，习近平总书记到福建省三明市了解医改情况，并给予高度肯定。国务院医改办也多次印发文件推广三明市医疗卫生体制改革经验，如2019年11月印发了《国务院深化医药卫生体制改革领导小组关于进一步推广福建省和三明市深化医药卫生体制改革经验的通知》，2021年10月印发了《国务院深化医药卫生体制改革领导小组关于深入推广福建省三明市经验 深化医药卫生体制改革的实施意见》和《关于推广三明市分级诊疗和医疗联合体建设经验的通知》。可以看出"三明医改"经验得到国家高度肯定，"三明医改"实践也将起到重要的示范和引领作用。本节从实践角度，检验我国医疗卫生体制改革路径与国际经验的契合性。

在强化基层医疗服务方面，三明市在每个县（市）组建紧密型县域医疗共同体，医保基金和基本公共卫生服务经费按人头对医共体总额付费，实行总额包干、结余留用。采取有效措施激励基层，做实家庭医生签约服务、强化慢性病管理，引导上级医院主动帮扶家庭医生和乡村医生等提高服务水平。同时，三明市积极落实医联体内部医务人员多点执业政策，明确医务人员在医联体内的各级医疗卫生机构执业，不需办理执业地点变更和执业机构备案手续，推动医联体内部医学人才、医疗资源、疾病病种"三下沉"。在加快基层医疗卫生人才培养方面，三明市依托医联体牵头单位开展基层医疗卫生人才招聘和定向委托培养，同时委托医学院校定向培养本土化全日制大专层次医学生，使其毕业后直接充实到基层全科医生队伍。允许县区自主调整基层医疗卫生机构人员职称比例，对个别业绩突出的专业技术人员允许单位自聘。长期在基层工作的卫生技术人员取得相应技术任职资格后直接聘任，不受高级职称数量限制。

在推进分级诊疗体系方面，三明市组建2个紧密型城市医疗集团、10个紧密型县域医共体，实行县乡村、人财物高度统一管理，实现医疗资源和信息共享，坚持规章制度、技术规范、人员培训、业务指导、质控管理、工作考核"六统一"。

在加强医保主导能力方面，三明市所有二级及以上公立医院实施按疾病诊断相关分组付费改革，建立医保经办机构与医疗机构的集体谈判协商机制，合理确定医保支付标准。医联体牵头单位统筹医保基金和公共卫生资金使用。全面启动医防协同工作，在健康筛查的基础上，开展常见病、多发病和重大疾病的疾病谱分析，对辖区内重点人群实施主动干预，探索推行医疗、运动、饮食、心理和疫苗"一病五方"制度，构建"预防、医疗、慢病管理、康复"一体化的医防协同服务模式。以落实家庭医生签约服务为基础，医疗、疾控、街道等基层工作人员共同参与，实行网格化摸底，全面掌握辖区居民健康状况，实现健康筛查全覆盖。

在加强市场竞争机制融入方面，三明市规定参保人员可在全市范围自主选择医联体，并按照"钱随人走"的原则，推动医联体间形成良性竞争格局，促进各医联体提高卫生健康服务质量和水平。将市场竞争机制与中国特色的医联体发展有效结合。

可以看出，三明市医改基本符合了国际医疗卫生体制运行的规律，主要问题在于部分领域的进展仍然较为缓慢，如管办分离机制建设、医联体内部分级诊疗措施、促进市场性医疗服务主体发展等方面。

第三节　国际经验视角下我国医疗卫生体制存在的主要问题

围绕我国医疗卫生体制改革应遵循的宏观方向，我国在各方面均出台了较为丰富的政策文件，印证了我国医改方向的正确性，但目前主要存在的问题在于实践进展效果还不能满足人民群众期盼，与国际医疗卫生体制的一般模式取得的效果还有一定差距。

一　基层医疗服务力量仍然薄弱，分级诊疗格局尚未形成

早在 2012 年，国务院公布的《卫生事业发展"十二五"规划》便提出，要使 90% 的常见病、多发病、危急重症和部分疑难复杂疾病的诊治、康复能够在县域内基本解决，而目前距此目标仍然差距较大。[①] 我国具有庞大的基层医疗服务机构，城市有社区卫生中心，农村有乡镇卫生院，部分农村还有私立的村卫生室等，覆盖了较大多数

---

① 张宗久，焦雅辉，高光明. 医疗服务的最后一公里——基层卫生健康体系现状与发展策略［M］. 北京：清华大学出版社，2022：16.

的居住范围。据统计，2020 年我国基层医疗卫生机构中，社区卫生服务中心（站）35365 个，乡镇卫生院 35762 个，诊所和医务室 259833 个，村卫生室 608828 个，[1] 覆盖了 49.2 万个村委会和 11.6 个居委会的大部分地区[2]，但基层医疗服务机构承担的诊疗人次占比并未达到分级诊疗要求。从全国数据看，2020 年我国医院数量为 35394 个，承担了 33.2 亿人次（占 42.9%）的医疗服务量，而基层医疗机构数量为 970036 个，是医院数量的 27.4 倍，却仅比医院多承担了 24.1% 的医疗服务量。

壮大基层医疗服务力量，促进分级诊疗秩序形成，即在患者自愿的前提下，引导常见病、多发病患者首先到基层医疗卫生机构就诊。从患者意愿上来讲，既是自愿，就要有吸引患者到基层首诊的因素，或医疗技术高超，或服务态度周到，或就医环境宽松，或就医路途便捷，或医保报销比例优惠等。应注意的是，这四类因素并不是平行关系，其中高超的医疗技术是"必需因素"，其他则为"加分因素"，只有"必需因素"和"加分因素"相加，大于三级医院的吸引力，患者才会选择基层首诊。然而，目前"必需因素"尚未形成，原因有三，第一，基层优秀医生缺乏，以职称为例，高级职称医生严重偏少（见表 9-1）；第二，基层医疗机构尚不健全，缺乏基本的检验设备；第三，基本医疗药物制度不健全，基层医院的药品种类受限，影响患者就医意愿。由此可以看出，基层首诊的"必需因素"尚未形成，尽管有些地区提高了报销比例，但基层首诊的意愿依然不明显。健康的医疗服务资源配置应呈现"金字塔"形，分别为医疗机构的"金字

---

① 国家卫生健康委员会.2020 年我国卫生健康事业发展统计公报［EB/OL］.（2021-07-13）［2021-10-31］.http://www.nhc.gov.cn/guihuaxxs/s10743/202107/af8a9c98453c4d 9593e07895ae0493c8.shtml。

② 民政部.2021 年 3 季度民政统计数据［EB/OL］.（2021-10-29）［2022-01-26］.http://www.mca.gov.cn/article/sj/tjjb/2021/202103qgsj.html。

塔"、卫生人才的"金字塔"、诊疗制度的"金字塔"。换言之，也就是"大量的基层卫生机构、大量的基层全科医生、分级诊疗制度"三者的有效结合，而这三者在我国的经济社会中均较为薄弱，即便是当前推行的医联体或医共体，对以上三方面结合的仍不够充分，这也是医联体和医共体效果不足的原因之一。①

表 9-1　2019 年各类医疗机构人员职称构成

单位：%

职称	医院	社区卫生中心	乡镇卫生院	村卫生室
正高	2.6	0.6	0.2	0.0
副高	7.5	4.9	2.5	0.0
中级	20.6	25.3	13.7	0.7
师级/助理	30.2	31.8	30.5	12.5
士级	30.6	27.2	43.1	32.7
不详	8.5	10.1	10.0	54.1

资料来源：根据《2020 年中国卫生健康统计年鉴》整理。

二　个人自付与健康管理效果有待完善，医保主动调控能力受限

首先，我国虽建立了全民覆盖的"基本医疗保险+医疗救助"医保体系，但是在解决居民看病费用方面仍存在诸多问题，因病致贫返贫风险仍未消除。② 我国尚未建立重特大疾病与参保人家庭经济状况评估衔接制度。我国医保制度设置了起付线、共付比例、封顶线等，使个人医疗卫生支出仍占一定比例，对于重特大疾病患者，个人支付

---

① 王虎峰. 分级诊疗是医疗服务精细化的必由之路 [J]. 中国医学文摘（耳鼻咽喉科学），2015（05）：282-283.
② 李玲，江宇. 补齐医疗卫生体系短板 [J]. 中国党政干部论坛，2020（03）：69-72.

额往往较大，而医疗救助制度兜底功能有限。因此，从整体看，我国医疗保障制度呈现统一化的报销制度，缺乏与个体家庭经济情况的关联，容易导致因病致贫、因病返贫现象。此外，报销范围外支出较多。我国医保报销规定了"两定点、三目录"的报销原则，对可报销的药品、耗材、医院、病种等都做了详尽规定，但实际就医过程中往往会伴随较多的范围外支出，包括交通费用、营养餐费用、目录外药物、人体免疫等特殊医疗食品、护理费用等，也包括牙科费用、罕见病费用，对于部分疑难杂症还存在异地就医费用、境外就医费用等。以上费用大多难以被纳入医保报销范畴，即使近年不断完善的异地就医，其报销比例往往也较低，进一步加剧了个人医疗卫生支出。在看病费用方面，以2019年数据为例，我国职工医保政策范围内三级医院住院费用报销比例为85.2%，实际住院费用基金支付75.6%，个人负担24.4%，居民医保政策范围内三级医院住院费用基金支付68.8%，实际住院费用基金支付59.7%，个人负担比例为40.3%，[①]约10%的医疗费用处于报销范围之外，居民个人自付比例（尤其是农村居民自付比例）仍然较高。从参保群体角度讲，对于灵活就业人员，医保缴费比例较高，使参保人数负担压力较大，收入较低的自雇人员参加的积极性较低。此外，近年出现的大量劳务用工人员，如外卖人员、网约车司机等，由于受户籍、收入等影响，难以参加工作地职工医保，进而影响其医疗保障权益。

其次，医保充当居民健康管理人的角色尚不明显。这主要是由于我国对居民的健康管理采取分段分部门负责的方式设置，卫生健康部门负责疾病预防等公共卫生职能，医疗保障部门负责疾病诊治后的费用报销，疾病诊治后的护理等职能主要由家庭承担。第一，医疗保障

---

① 国家医疗保障局.2019年全国医疗保障事业发展统计公报［EB/OL］.（2021-06-24）［2022-01-20］.http：//www.nhsa.gov.cn/art/2020/6/24/art_7_3268.html.

部门作为医疗费用支付的关键部门，其核心指标均与医疗费用相关，绩效考核体系中并不包含参保人健康管理的相关指标，医疗保障部门也就没有健康管理的意识。第二，公共卫生机构精力不足。承担疾病预防和慢性病治理的基层医疗机构由于人手、精力的不足，很难实施疾病预防任务，难以实现应有的效果。对于医院来讲，其既承担了疾病后期治疗的职责，又承担着部分公共卫生与疾病预防的职责。第三，疾病预防职能和经费分散。卫生部门、环境保护部门、人社部门、卫生防疫部门、食品药品监督管理部门分别对传染病防治、食品药品安全监管、劳动卫生与职业病防治、环境卫生与饮水卫生等进行干预，公共卫生经费由各部门分别掌握，难以形成有效的疾病预防资金，不利于健康管理整体系统的建设。第四，我国的康复护理机构发展较慢，长期护理保险成熟度不足，民营的康复护理被纳入医保报销的办法缺失，很多患者只能采取住院诊治的方式实施医疗护理，不仅加大了医疗费用的成本，也不利于患者的康复护理。

最后，医疗保险引导医疗服务能力不强。我国从计划经济时期的公费医疗和老农合转型到现在的医疗保险制度，改革初衷是应对社会成员医疗费用负担过重的问题。因此，制度最初主要起到风险分担作用，主要涉及的群体是广大参保成员，并未涉及医疗服务、药品供给、医生管理等方面的职能，使我国的医疗保险制度长期作为被动的"费用支付人"存在，而无法在整个医疗卫生体制中起到"付费人"应有的主动牵引作用，无法实现医保主动治理能力。

此外，我国的医生纳入国家编制管理，其薪酬体系、职称体系等由医院、卫生部门进行考评，不受医保部门的制约，而对医生引导能力的缺乏，也导致医保部门无法对医疗服务实施有效制约。在费用分担机制方面，我国医疗保险设置了起付线、共付比例、报销封顶线等，在报销板块，囊括了门诊统筹、住院报销、大病医保等制度。但实际中导致医疗费用越高，报销比例越高，反而在一定程度上"激励"患者多住院、提高医疗费用或突击报销等行为，这与通过个人自付控制医疗费用的愿望背道而驰。在监督机制方面，国家医疗保障局于2021年颁布了《医疗保障基金使用监督管理条例》，以减少各类医疗主体通过违规行为浪费医疗保险基金的情形，但主要难点在于医疗保障部门监督力量薄弱、处罚力度不大。医疗保障部门不属于医疗卫生机构主管机关，缺乏常规性管理和监督的机制，加之监管范围庞大，医疗保障部门难以实施全过程监督，在事后监督时取证、资金追溯等手段较为单一，难以有效震慑违规医疗行为的发生。因此，医疗卫生体制是环环相扣的整体，若无法实现协同改进，则单一的改革效果很容易被其他领域吞噬。

三　管办分离进展缓慢，市场化竞争机制融入欠佳

一方面，公立医院无法实现独立发展，服务效率受到影响。由于计划经济时期的公有制，公立医院成为医疗服务的唯一主体。1985年，为降低政府财政负担，我国第一次医疗卫生体制改革削减了公立医院的财政拨款，放开了公立医院自收自支的政策空间，允许医院收费，但直接管理公立医院的体制没有变化，卫生部门直接管理着公立医院的人事、薪酬、绩效考核等。在此背景下，医院的发展难以实现独立运行，对医疗服务供给的影响是多方面的。首先，管办不分容易造成公立医院服务效率低下，使其难以实现体制机制创新，难以公平地与其他医疗服务主体实现市场竞争。其次，管办不分容易挤压私立医疗服务机构的发展空间。如民营医疗机构纳入医保报销的比例极低，以上海市为例，2016年民营医院纳入医保报销的机构为15家，[①] 所占比

① 刘彩云，徐坚成等.上海民营医院纳入医保定点的现状与未来政策走向研究［J］.公共行政与人力资源，2018（03）：17.

例极小。在全民医保制度已经建立的当下，只要公立医院能够有相应的诊治手段，病人一般会选择在医保可报销医院进行诊治，否则无法承受高额的医疗费用。加之近年的异地就医联网结算等业务的推行，民营医院往往被排斥在医疗服务体制之外。再次，管办不分抑制了医保调控能力的发挥。最后，管办不分还影响政府本应聚焦于卫生政策制定、服务监管职责的发挥。

另一方面，私立医疗服务发展尚不规范。虽然从医院数量上看我国民营医院数已经超过公立医院，但其医疗服务能力却严重落后于公立医院。① 首先，2020 年末我国民营医院达到 23524 家，占比达到66.5%，而民营医院床位仅占 28.6%，各类医疗卫生人员仅占 23.4%，诊疗人次仅占 16.0%。② 其次，现存的民营医疗服务供给中，多以美容整形、不孕不育、眼科、口腔科等专科服务为主，多以小型医院为主，缺乏综合性医院，不能满足患者医疗服务需求。最后，我国的民营医院服务的规范性仍有待提升，由于民营医院以营利性为主，容易出现乱收费、高价药等现象，民营医院医疗纠纷频出，加剧了居民对民营医院的社会偏见。

四 医疗资源供给仍不充分不平衡，部门协同仍需深化

我国医疗卫生"硬件"资源已经具备一定条件，在部分指标上甚至处于领先水平，如中国每百万人口医院数超过新加坡和美国，但是我国医疗卫生"软件"资源则较为薄弱，主要体现在每千人口医生数和每千人口护士数仍然较低。此外，我国医护资源还面临地区分布不

---

① 顾昕，陈斯惟．民营医院在中国医疗供给侧的市场份额［J］．新疆师范大学学报（哲学社会科学版），2018（04）：91-100.

② 国家卫生健康委员会．2020 年我国卫生健康事业发展统计公报［EB/OL］．（2021-07-13）［2021-10-31］．http://www.nhc.gov.cn/guihuaxxs/s10743/202107/af8a9c98453c4d9593e07895ae0493c8.shtml.

均的局面，各省份之间差异较大，如 2020 年，北京每千人口卫生技术
人员数为 12.61 个，是西藏地区近 2 倍。在城乡之间，城市每千人口卫
生技术人员数是农村地区 2 倍多（见表 9-2）。在医疗保险方面，我国
医疗保险实行属地管理，医疗保险基金控制在本统筹地区内，仅统筹
地区内的参保人员可以使用，医疗保险基金支出原则上局限在统筹地
区内，属地内的参保定点医院均在统筹地区内，超出统筹地区的就诊
就医需通过异地就医支付。由于我国各地区的经济社会发展差异，各
统筹地区的医保政策在筹资水平、管理方式、报销待遇等方面各不相
同。医保的属地化也进一步加剧了医疗资源分布的不均衡。

表 9-2 2020 年各地区每千人口卫生技术人员数

单位：个

地区	合计	城市	农村
总计	7.57	11.46	5.18
北京	12.61	18.44	
天津	8.22	9.71	8.20
河北	6.96	8.73	5.22
山西	7.69	15.37	4.53
内蒙古	8.41	13.89	5.91
辽宁	7.42	12.81	3.66
吉林	8.81	9.16	6.48
黑龙江	7.61	11.15	4.62
上海	8.62	15.12	
江苏	7.85	10.26	6.61
浙江	8.49	14.24	8.11
安徽	6.75	9.01	4.28
福建	6.70	10.83	4.85
江西	6.33	9.63	4.11
山东	8.01	11.18	5.77
河南	7.11	13.82	4.22

续表

地区	合计	城市	农村
湖北	7.42	10.48	5.22
湖南	7.49	13.78	5.02
广东	6.58	10.86	4.71
广西	7.42	9.83	4.75
海南	7.38	15.28	5.09
重庆	7.42	10.70	3.48
四川	7.56	9.84	5.27
贵州	7.46	12.18	4.86
云南	7.76	14.93	5.98
西藏	6.23	5.31	5.02
陕西	9.20	11.56	6.99
甘肃	7.24	9.88	4.98
青海	8.26	13.37	5.50
宁夏	8.14	11.34	5.77
新疆	7.39	15.38	7.04

资料来源:《2021年中国卫生健康统计年鉴》。

　　与国外统筹管理医疗卫生事务和资金相比,我国的部门协同则显得较为困难。我国的医疗卫生事务分散在多个部门。卫生和健康部门负责提供公共卫生和医疗服务,药品监督管理部门负责药品监管,中医药管理局负责中医事业发展,医疗保障部门负责医疗保障、价格管理和长期护理,财政部门负责提供财政资金补贴,人力资源社会保障部门负责卫生技术人员职称评定,部门分散的管理体制不利于疾病预防、疾病诊治、康复护理的全链条服务整合以及政府监督,同时对资金的管理和使用也较为分散,这不利于形成改革合力。

第十章 国际经验对我国医疗卫生
体制改革的启示

典型国家医疗卫生体制的现实做法所形成的医疗卫生体制基本经验，有助于我国厘清医疗卫生体制改革中的理论争议，避免主观理论观点的争议，并在现实政策决定中树立参考标杆，引导医疗卫生体制改革的方向。

第一节 国际经验视角下促进我国医疗卫生
体制改革争议回应

一 关于政府主导与市场主导问题

从国际经验看，实质上并不存在政府主导与市场主导的矛盾，"主导权"始终在政府一方。政府全面主导医疗服务供给规划、医疗保障模式、组织管理机制设计等，政府在医疗卫生体制发展中有全面的主导责任和权利。以有"小政府"著称的美国为例，卫生部门在特殊群体医疗保障建设、医疗服务供给、全民公共卫生服务提供中承担直接责任，在管理式医疗发展、全民参保的推动中，政府均以出台相关法案等形式起着导向作用。这种主导作用并不意味着政府直接参与运行，也包括以立法手段等形式推动医疗卫生体制的发展。但值得注意的是，不可将"主导"责任与"主办"责任相混淆，各国政府在医疗卫生体制方面作用的不同，主要是"主办"责任大小的不同。对于市场力量，则主要在"主办"层面发挥作用。

二　关于公立与私立问题

公立与私立的问题则指向了医疗卫生体制谁"主办"的内涵。从各国经验看，一般医疗服务的主办主体各国差异较大，以公立为主、以私立非营利性为主、公立与私立共存等形式均存在，因此，公立与私立并不影响医疗卫生体制的发展。实质上，国际医疗服务供给机构虽有公私之分，却无实质差别，原因在于不论公立医疗机构还是私立医疗机构，均实行了独立法人式的运营模式，均采用公司化机制运营，并享受相同的医保支持政策、相同的医疗规范监管。在公共卫生服务方面，由于具有较强的外部性，各国均由政府负主体责任，但近年各国政府也开始采取政府购买服务的方式，将医疗服务生产与分配分离，维护公共卫生服务的公益性。因此，公立与私立的问题其实也是表层的差别，实质上不管何种类型的医院服务，均采用了相近的公司化治理模式。我国关于医疗卫生体制公立与私立的问题也应更多关注医院运营的内涵机制，而非医院所有权的归属。

三　关于医生激励与约束模式问题

医生是医疗服务供给的核心，对医生是放开管理还是严格管理同样是我国医改面临的巨大难题。从国外经验看，对医生的管理主要通过薪酬支付模式予以区别。一般来讲，对基层全科医生，主要通过按人头付费薪酬模式，通过较强的服务与收益的关联，激励基层医生提供优质的医疗服务，同时也吸引更多的医疗卫生人员扎根基层。对于专科型医院医生则一般采取合同薪酬模式，削减医生收入与医疗服务供给量的紧密联系，从而保证医院医疗服务不会产生较强的"虹吸效应"。这样也使医院医生能够更加将精力集中于疑难杂症处理以及医学研究中，相比基层医生来讲，医院医生的激励程度便会相对较弱。然而，不论基层全科医生或医院医生，其收入均远高于社会平均工资，甚至部分国家全科医生超过了医院医生，从而保持医生职业群体的稳定性。

四 关于基层医疗服务定位问题

各国经验表明，基层医疗服务是医疗卫生体制的重点，这是一个非常明确的事实，也是形成分级诊疗的基础。我国医疗卫生体制最为薄弱的环节也正在于此，主要原因在于，伴随我国医疗卫生体制发展，医院医疗服务成为当前我国医疗服务的重点，如何既保持医院医疗服务权益，又调动基层医疗服务积极性，成为当前改革的难点。当前，我国正通过医联体建设的形式带动医院医疗服务和基层医疗服务的协同发展，实行人事、财务等资源的统筹管理，带动各层级医疗服务的发展。另外，我国也通过基层全科医生的发展，推动基层医疗服务的能力建设。因此，不论通过何种形式建设分级诊疗，基层医疗服务的重心地位、"守门人"地位不能缺失。

五 关于医保模式选择问题

自 1998 年建立职工医保制度以来，我国关于免费医疗模式和保险模式的争论也几乎从未停止。形式上，医保模式相比医疗服务模式是各国差异最大的部分；实质上，不论何种形式的医保模式，其差异仅在费用筹集方面。税收征收模式更适用于就业率高、税收体制成熟的地区，费用征收模式更适用于非就业人口多、税收体制尚不健全或未实现全民医保的国家或地区。从适用情况看，医保资金筹集税费模式需要根据国家自身国情而定，本身并不存在优劣差别。此外，在医保待遇方面，美国、英国、德国、新加坡虽采取不同的医保模式，但均以化解参保人员疾病风险、提升居民健康水平为最终目的，只要医疗保障提供较为优厚的待遇，保险制与税收制的医保制度，没有太大差异。

六　关于保大与保小问题

我国对基本医疗保障制度提出了"保基本"的医疗保障基本原则，强调将有限的医疗保障资金用于化解住院医疗风险、大病医疗风险，并设置了起付线、共付比例、止付额等约束。从国际经验看，医疗保障制度建立的初衷是化解疾病导致的收入风险，提升居民健康水平，因此设计了从疾病预防、疾病诊治到愈后护理的全方位保障措施，待遇保障不区分大病或小病、门诊或住院，且近年各国均以基层医疗服务占主体，大部分的医疗资金也都用于小病的诊治。因此，在医疗保障制度建设中，我国也应加大对"小病保障"、疾病预防的经费投入。至于我国医保制度所担心的医保资金"保小"后导致的医疗资金紧缺问题，则更多应从医疗保险收支精算平衡的角度出发，完善筹资与待遇保障的衔接机制。除了"保小"外，我国的"保大"机制也应进一步健全。近年逐渐升温的免费医疗呼声，在很大程度上也是希望医保基金增强"保大"兜底功能。因此，"保大"和"保小"均应是我国医保发展的重点方向。

第二节 国际经验视角下促进我国医疗卫生
体制改革政策建议

一 国际经验视角下促进我国医疗服务体系改革的政策建议

（一）丰富基层医疗服务人才、药品和检验资源支持手段，提高基层医疗服务能力

基层医疗服务能力的提升是我国医疗卫生体制改革的重点，基层医疗服务能力是当前我国最为薄弱的环节。[①] 我国已经具备了初级卫生保健所需的机构，缺乏的是优秀的初级保健医生、丰富的药品种类、检验检测设备资源等支持条件。一方面，因为医学人才的培养周期较长，医学生毕业后还需经过一定时间的实习才能胜任医生岗位，尤其作为全科医生，需要独立或多位医生共同执业，对其专业技能的考验是较严格的，因此，优秀的初级保健医生培养是最困难的。从国外经验看，全科医生的薪酬是吸引人员就业的主要因素，因此，下一步的改革中应建立全科医生与医院医生可比的薪酬制度、职称评审制度、社会保险制度等，中长期靠吸引优秀医学院校毕业生到基层就业，近期内可通过吸引部分医院医生转岗就业解决难题。从国外看，全科医生有吸引力的薪酬主要通过按签约居民人头支付的医保基金支付，这种做法将改变我国现行的医生（尤其是公立医疗机构医生）薪酬支付主体，将是改革难点之一。另一方面，基层药品和检验检测手段的"强基层"策略，这也是卫生健康部门近年工作的重点，并投入大量资金。这些措施彰显了我国加强

[①] 刘国恩，官海静. 分级诊疗与全科诊所：中国医疗供给侧改革的关键 ［J］. 中国全科医学，2016（22）：2619-2624.

基层医疗服务力量的决心，但成本将非常大，且成效难以保证。大量的基层卫生机构的健全需要巨额的资金，检验检查设备的使用还需配备专业的技术人员，从国外经验看，也很少有基层医疗卫生机构能够提供健全的硬件设备。近年互联网、物联网技术的发展，为药品、检验资源的共享提供了条件，实现局域内部的设备共享、信息互联互通，节约了大量成本。因此，应在规范基层医疗卫生机构药品政策、医疗服务范围、医保支付政策的基础上，建立基层数字医疗卫生体系，提高效能。在检验检查资源共享方面，应开放专科医院、综合医院检验检查设备使用权，向初级卫生保健医生开放，形成资源共享中心，同时鼓励独立检验检查机构的发展，为基层医疗服务提供支撑。

此外，基层医疗服务能力的提升不单是医疗诊治能力的提升，应逐步建立整合式医疗卫生服务体系。根据 2018 年《阿斯塔纳宣言》，初级卫生保健应建立贯穿个人生命周期的服务体系，包括健康促进、疾病预防、疾病治疗、康复护理、安宁疗护。我国基层医疗服务能力也应向综合性能力迈进，从而实现从疾病治疗到健康管理的转变。

（二）平衡不同层级医疗收益策略，细化医联体分级诊疗办法

构建分级诊疗制度是重构我国医疗卫生服务供给体系、提升服务效率的重要制度安排。习近平总书记提出，分级诊疗制度是五项基本医疗卫生制度之首，要大力推进。党的二十大报告提出要以中国式现代化全面推进中华民族伟大复兴，而分级诊疗制度建设正是中国式现代化的重要内容之一，是推进健康中国建设的重要保证。在分级诊疗体系建设方面，我国目前主要通过医联体建设推进分级诊疗实施，并于 2020 年印发了《医疗联合体管理办法（试行）》，明确了医联体发展的指导思想和原则，但对分级诊疗的促进仍存在可完善之处。

在促进医联体分级诊疗成效中，应尤为注意不同层级医疗主体的

利益分配。首先，削减三级医院普通简易门诊功能，使三级医院回归疑难杂症处理、医学研究、医学人才培养等职责，逐步减弱三级医院对门诊患者的"虹吸效应"。相应医生通过自由执业或组建团队方式进入基层，改革三级医院财政补贴和薪酬制度，弥补其因门诊业务缺少而导致的营收问题。其次，改革医院收益和医生取酬办法。专科或综合医院由于应聚焦于疑难杂症处理，可采取以薪资制为主的薪酬支付办法，基层医疗卫生机构由于需加大人才吸引力度，应采取按人头付费的薪酬支付办法。将医疗机构收益与医生收益剥离，医疗机构的收益聚焦于医生和患者服务，强化医疗机构自身的管理机制优化、服务质量提升等职能。再次，理顺医联体管理机制，改革三级医院主导医联体建设的生态环境，加强医联体管理机构的独立性和客观性，统筹管理医联体内各层级医疗服务的供给，防止三级医院借医联体建设强化自身利益的现象。最后，严格分级诊疗管理办法，加强分级诊疗成效。分级诊疗应逐步从激励引导向强制分级诊疗过渡，但应分步骤实施。在当前基层医疗服务的质量还较为薄弱的情形下，强制分级诊疗会加剧患者的不满情绪，但可采取激励型措施适当引导，待基层医疗服务技术、人员等条件相对成熟后，再采取较为严格的分级诊疗措施。

（三）加快医疗卫生资源发展，提高医疗服务供给水平

首先，加大医疗卫生人才培养和供给力度。我国相比发达国家每千人口医生和护士数量仍然较低，应进一步加大医疗卫生人才培训和招录。由于我国现行医生属于编制管理，而近年中央和各地对编制的管理极为严格，扩编压力巨大，下一步工作中，应进一步改革完善医生编制管理制度，加大合同制医疗卫生人员的招录，结合医院法人化运行方式的改革，以及财政资金对医生薪资的影响，放松对医疗卫生人员招录的限制。其次，推动医疗卫生资源均衡发展。在医疗卫生资

源总量提升的同时，加大资源稀缺地区的医疗资源布局，在区域空间方面重点向农村地区、中西部地区、非省会城市倾斜，在人才结构方面，重点向全科医生、公共卫生人才、康复护理师等方面倾斜。最后，加大私立医疗卫生机构人才培养力度，扩大私立医疗卫生机构医生人员规模，规范诊疗行为，加强私立医疗服务机构参与医疗服务供给的能力。

二　国际经验视角下促进我国医疗保障体系改革的政策建议

医疗保险在我国已发展 20 余年，却在整个医疗卫生体制中长期扮演"被动付费者"角色，医保治理体系和治理能力未能跟上新时代矛盾转化的步伐①，医保的制度建设和运行发展与治理能力之间存在不平衡、不充分的矛盾②。如何发挥医保"牛鼻子"功能，强化其在医疗卫生体制中的主动治理能力③，成为深入推进国家治理体系和治理能力现代化的重要内容。④ 对于医保治理能力，从理论上讲，就是要推进医保制度的科学管理体制与机制、提高技术手段、明确发展路径和方式⑤，确保全民医保制度运行稳健、保障有力、服务便捷⑥。

（一）完善重特大疾病医保兜底能力，建立健全防范化解因病致贫返贫长效机制

自 2007 年我国全民医疗保障体系建成，我国居民"看病贵"问

① 顾雪菲，刘小青，王怡欢．社会医疗保险的制度内涵与治理创新方向［J］．中国医疗保险，2021（09）：32-36.

② 王东进．医保改革发展的逻辑方向和战略目标［J］．中国医疗保险，2018（07）：1-5.

③ 郑功成．全民医保在健康中国建设中应有新作为［J］．中国医疗保险，2017（03）：3-5.

④ 俞可平．治理和善治引论［J］．马克思主义与现实，1999（05）：37-41.

⑤ 顾海．提高医保体系治理能力 确保贫困群众应保尽保［J］．中国医疗保险，2020（01）：24-25.

⑥ 王东进．在深化改革中完善医保治理体系提高医保治理能力［J］．中国医疗保险，2014（10）：5-8.

题得到大幅缓解，但重特大疾病对家庭造成灾难性支出的风险仍然存在。《"十四五"全民医疗保障规划》提出要建立健全防范和化解因病致贫返贫长效机制。由于我国经济社会发展水平的限制，完全按照西方实现较高待遇的保障水平尚不现实，但仍应朝着提高医保兜底能力、建立健全防范化解因病致贫返贫长效机制的方向努力。

在近期，应重点围绕医保解决重特大疾病的核心任务发展，建立重特大疾病个人灾难性医疗支出评估机制。关注重特大疾病个人医疗费用支出绝对额，及其占个人支出、家庭支出的比例，纳入医保结算统计系统，建立重特大疾病因病致贫返贫风险防控基础信息库。建立重特大疾病患者多部门协作机制。通过建立跨部门的协作机构或跨部门常态化会议机制，实现重特大疾病风险防控的医前监测、医中服务、医后保障的全流程风险防控机制。创新重特大疾病患者医疗保障办法。借鉴国外和国内典型省市做法，通过购买团体保险和药品谈判等措施，创新重特大疾病的保障模式。鼓励社会力量参与重特大疾病风险防控。鼓励市场力量、社会慈善医疗机构、社会工作机构、商业保险公司等主体衔接政府医疗保障体系，在康复护理服务、补充报销、间接医疗费用补贴、收入补贴等方面加强保障效果。丰富重特大疾病保障平台和工具。建立重特大疾病医疗保障资源平台，汇总重特大疾病医疗需求和资源供给，通过大数据和智慧管理匹配医疗资源供需，借助个性化医疗保障服务增强重特大疾病保障效能。从长期发展看，要打破医疗保险板块式报销的制度设计，建立个人自付费用与家庭经济状况联动机制，避免兜底功能出现漏洞。加快多层次医疗保障体系的建设，构建涵盖个人自付费用、个人自费部分、间接医疗费用、患病收入补贴等相关内容的保障机制，避免基本医保的单兵突进。

（二）完善付费方式改革、监管机制以及协议管理办法，丰富医保调控手段

第一，进一步完善支付机制和谈判机制的基础条件，加快研究临床路径的试用病种，为支付方式改革的深入推进建立医学基础，加快基本药物制度建设，增加稀缺药品的供给种类和数量。第二，发展多元化支付手段，在常规护理阶段按床日付费，在初级卫生服务领域按人头付费，增强医疗服务供给主体主动控制医疗费用的积极性。第三，建立专业化、专职化的成本核算队伍，对医疗服务成本、药品耗材价格作出科学合理的指导。第四，建立医疗服务、药品耗材价格参考线制度，推进实施以价格参考线为基准的费用报销体系，使各医疗服务供给主体的价格向参考线主动靠近，降低谈判成本。第五，建立医保基金、公共卫生资金直接购买医生服务制度，尤其是在基层地区、农村地区，提高医疗服务的供给能力，并通过资金直接支付医生个人的薪酬体系，引导医生的医疗行为。探索医保资金购买医学检查服务、康养护理服务等，鼓励发展康养院、临终关怀院等机构，扩大医保资金的治理范围。

（三）整合医疗保障、公共卫生和长期护理资金，增强医保健康管理理念和职责

统筹使用医疗保障、公共卫生和长期护理资金，建立病前预防、病中保障、病后护理的全链条健康管理模式，是医疗保障长期发展须转变的重要方向。[①] 首先，要统筹使用医疗保障资金、长期护理资金和公共卫生资金，建立按健康价值付费的资金使用宗旨，将健康促进指标融入资金使用的绩效考核内容。其次，使初级卫生保健医生成为签约居民的就医经纪人、健康管理人，通过资金使用方式建立利益相

[①] 苏明阳，徐进，刘晓云，祝贺. 基本医疗卫生与公共卫生服务整合的国际经验及启示 [J]. 中国卫生政策研究，2021（08）：67-73.

融的医患关系。实行初级卫生保健医生打包付费制度，超支不补，结余自留，使初级卫生保健医生主动关心签约居民健康状况，提高工作积极性，实行患者转诊费用与初级卫生保健医生收入挂钩制度，使初级卫生保健医生不仅是就医经纪人，而且是疾病预防人、健康管理人。再次，建立就诊信息共享机制，使初级卫生保健医生能够全程跟踪患者就医，并能代理患者和专科医生诊疗磋商。最后，发挥中医预防保健功能，构建适应中医服务特点的医保支付方式，丰富我国健康管理的供给主体。

三 国际经验视角下促进我国医疗卫生组织管理机制改革的政策建议

（一）整合医疗卫生管理机构，统筹发展医疗卫生事业

国务院医改领导小组协调诸多部门连续 10 余年推进我国医疗卫生体制改革，树立了国家级协调议事机构推动具体事务发展的榜样，从此应看到整合医疗卫生管理机构、加强医疗卫生事业的统一管理具有明显的必要性。首先，应进一步将国家卫生健康委员会、国家中医药管理局、国家药监局、国家疾控局、国家医疗保障局整合，形成医疗服务和医疗保障密切协同的高效集中管理体制，避免部门扯皮、相互掣肘，提高医疗卫生管理服务效率。其次，协同财政部门、人力资源社会保障部门、编办部门、民政部门、银保监会、慈善总会、教育部门、乡村振兴部门做好政策支持。加大财政部门管辖的医疗卫生财政资金与医疗保障资金的协同管理力度；人力资源社会保障部门配合医院人员薪酬、职称制度改革；编办部门做好医疗卫生人才的编制管理与人员录用工作；民政部门做好低收入参保人群家庭经济状况统计工作；银保监会做好商业医疗保险与基本医疗保障的衔接互补工作；慈善总会做好慈善救助基金补充医疗保障的功能发挥工作；教育部门

做好医疗卫生人才的培养和选拔工作，推进医学科研事业发展；乡村振兴部门结合卫生服务规划，推动农村医疗卫生资源的供给。最后，加强医疗卫生管理机构管理监督职能的发挥。机构整合有利于政府管理部门效率提升，统一发挥综合监督管理职责。在前期的医疗卫生体制改革中，职责归口部门过于分散导致政府监管职能不能有效发挥。待医疗卫生机构不断得到整合后，政府部门应坚持政策制定和监督管理两大核心职责，充分利用大数据、互联网等新兴技术手段，实现对病人、医生、医院、药店等主体的智能监控和智能审核，提高监督效率，避免监管薄弱导致的体制机制弱化。

（二）推进非政府性组织自治主体发展，实现管理服务专业化

从美国、英国、德国和新加坡四国医疗卫生体制中均可或多或少地看到医疗卫生行业组织、非政府性组织，或董事会组织在医疗卫生体制中发挥着巨大作用。甚至在美国、德国这两个国家中，非政府性组织还承担着主体医疗服务供给、医疗卫生体制治理的重要职能。相比来讲，我国在这方面是较为薄弱的。非政府性组织主体的医疗服务机构或医疗保障机构，有利于医疗卫生事业的专业化发展，能够促进机构效率的提升。在未来我国医疗卫生体制改革中，首先，应促进公立医院和医疗保障经办机构的法人化发展，实现独立运营，弱化政府管理机构和服务经办机构的关联，增强主体间的谈判博弈能力。其次，鼓励民办非营利性机构承担或介入医疗服务和医疗保障事务，减轻政府财政负担。最后，促进医疗服务和医疗保障行业组织的发展，建立有效的行业自律体系，推进医生协会、医院协会、医疗保险协会、药品协会等机构的发展，推动医疗卫生管理更加专业化、精细化。

（三）推进管办分离，实施市场化机制，提升医疗卫生体制运行效率

国际规律关于医疗服务主体的经验有三点。第一，医院的举办主

体可以是政府也可以是市场，但是均应保持医院发展的法人独立性，这样有利于厘清政府的监督职责，防止管办不分。第二，对于既有政府主体又有市场主体的情况，应使社会政策对公、私医院发展一视同仁。第三，对于基层医疗服务主体，可以有公立医疗服务的参与，但是竞争型的机制不可缺失，因为这是实现医患自由签约的基本前提，有利于确保医疗服务质量的提升。①

首先，政府部门与公立医院的管办关系是影响医疗服务竞争格局的重要因素，有两种解决思路，一是实行管办分离，卫生健康部门保持较为中立的医疗监督职责，将公立医院的人事、绩效考核等交由医院独立发展。二是公、私医疗服务分领域发展，公立医院定位于重病、疑难杂症、特殊人群的医疗服务，民营医疗服务定位于一般性、大众化专科医疗服务，以此构成不同层次的医疗服务体系，避免公立医院对私立医院医疗服务的冲击。相较于第一种改革思路，第二种对利益格局的影响较小，也更易实现。其次，基层医疗服务应建立竞争性的医疗服务格局。不同于医院医疗服务体系，可以像英国一样保持纯公立或公私并行的医疗服务体制，基层医疗服务体系应构建具有竞争性的医疗服务格局。这是国际医疗卫生体制的基本经验，只有融入竞争元素，才能促进基层医疗服务的充足供给，实现医疗服务市场的优胜劣汰。目前我国在基层具备大量有一定规模的公立社区卫生中心和乡镇卫生院等，也具有大量的私立诊所，具备了组织基础。下一步改革中，应促进公、私医疗服务机构在基层医疗服务中的公平竞争，改变当前我国强制性分配模式的全科医生签约制度，转向居民自由选择签约。最后，建立公平的社会政策支持体系。公立医疗机构和民营医疗机构可以有不同的服务

---

① 顾昕. 从管办分开到大部制：医疗供给侧改革的组织保障［J］. 治理研究，2018（02）：66-75.

定位，但对其政策支持体系应保持一致，包括税收优惠、医保纳入标准、医生职称管理、医疗服务价格管制等。与此同时，健全行政管理部门对所有医院的监督机制，尤其是对民营医疗机构的监管，制定医疗纠纷事故责任认定和处理办法，健全医疗诚信档案建设，营造健康的医疗服务市场环境。

结　语

　　基于医疗卫生体制国际比较的视角，本书总结了国际医疗卫生体制的基本经验，为我国医疗卫生体制改革发展提供参考，有助于消除理论争议对我国医改发展思路的影响，并能从参照系的角度判断我国医改 13 年方向的正确性与否、与理想效果的距离差距等，避免医疗卫生体制改革自说自话、闭门造车。限于精力和能力的不足，项目成果仍有诸多需继续完善和深化之处。第一，需扩大典型国家研究范围。本项目在医疗卫生体制四类模式下各选取了一个代表国家，以总结国际医疗卫生体制经验，样本国数量较少，使国际经验的普遍性受到一定影响，尚需扩大样本国家范围。第二，需扩大发展中国家样本代表。项目的样本国家以发达国家为主，均具有较强的经济基础，且其医疗卫生体制框架基本成熟，而这与我国医疗卫生体制面对的经济社会国情有一定差别，可能导致国际经验的适用性具有较强前瞻性，而缺乏转型期的可操作性。第三，需深化制度细节。本项目重在从宏观体系中研究医疗卫生体制建设，对部分制度细节还须深入，如医保支付方式运行机制、医疗服务质量和医保基金监督策略等，导致在微观层面的国际经验提炼不足，有待以专题形式进行重点挖掘。

参考文献

著作类

贝内迪克特·克莱门茨，戴维·科迪，桑吉夫·古普塔等．医保改革的经济学分析 [M]．王宇，等译．北京：商务印书馆，2017.

蔡江南．医疗卫生体制改革的国际经验 [M]．上海：上海科学技术出版社，2015.

蔡仁华等．发达国家医疗保险制度 [M]．北京：时事出版社，2001.

储振华．发达国家医疗管理制度 [M]．北京：时事出版社，2001.

丁纯．世界主要医疗保障制度模式绩效比较 [M]．上海：复旦大学出版社，2009.

葛延风，贡森等．中国医改 问题·根源·出路 [M]．北京：中国发展出版社，2007.

顾昕．民生中国 新医改的公益性路径 [M]．昆明：云南教育出版社，2013.

国家卫生健康委统计信息中心．全国第六次卫生服务统计调查专题报告［M］．北京：中国协和医科大学出版社，2021．

哈兹尔廷．价廉质优：新加坡医疗的故事［M］．王丹，译．北京：化学工业出版社，2016．

胡苏云．医疗保险和服务制度［M］．成都：四川人民出版社，2001．

贾玉娇等．新加坡社会保障制度［M］．北京：中国劳动社会保障出版社，2017．

克里斯托弗·莫里亚茨，维尼特·阿罗拉，尼尔·沙阿．以价值为导向的医疗服务［M］．杨莉，主译．北京：北京大学医学出版社，2018．

李玲．健康强国：李玲话医改［M］．北京：北京大学出版社，2010．

马克·布里特里尔著，胡琳琳主译．寻找完美医疗体系［M］．北京：中国协和医科大学出版社，2017．

潘忆文，李妙纯，李瑜芳等．国际医疗制度［M］．台北：华杏出版股份有限公司，2009．

饶克勤等．国际医疗卫生体制改革与中国［M］．北京：中国协和医科大学出版社，2007．

石磊玉，道格拉斯·A.辛格．美国医疗卫生服务体系［M］．杨燕绥，张丹，译．北京：中国金融出版社，2018．

世界银行集团，世界卫生组织，财政部，国家卫生和计划生育委员会，人力资源和社会保障部．深化中国医药卫生体制改革 建设基于价值的优质服务提供体系［M］．北京：中国财政经济出版社，2016．

索特曼，布赛，菲盖拉斯．社会医疗保险体制国际比较［M］．

张晓，译.北京：中国劳动社会保障出版社，2009.

滕建荣，王小合.医疗卫生体制改革——杭州的路径设计与实践 ［M］.北京：社会科学文献出版社，2019.

王春晓."三明医改"政策试验与卫生治理 ［M］.北京：社会科学文献出版社，2018.

王虎峰.中国新医改现实与出路 ［M］.北京：人民出版社，2012.

王虎峰.中国医改周期与管理创新 ［M］.北京：人民卫生出版社，2019.

魏子柠.将中国医改进行到底 ［M］.北京：中国协和医科大学出版社，2019.

魏子柠.致敬十年新医改 ［M］.北京：中国协和医科大学出版社，2019.

于保荣.医改之路：国际经验与支付方式 ［M］.青岛：山东大学出版社，2009.

俞卫.国际社会保障动态——全民医疗保障体系建设 ［M］.上海：上海人民出版社，2013.

约斯特.医疗保障支付范围决策——国际比较研究 ［M］.汤晓莉，何铁强，译.北京：中国劳动社会保障出版社，2011.

赵斌.基于国际经验的社会医疗保障制度购买医疗服务机制研究 ［M］.北京：中国言实出版社，2014.

赵强.揭秘美国医疗制度及其相关产业 ［M］.南京：东南大学出版社，2010.

张宗久，焦雅辉，高光明.医疗服务的最后一公里——基层卫生健康体系现状与发展策略 ［M］.北京：清华大学出版社，2022.

中国医学科学院《中国医改发展报告》编写委员会.中国医改

发展报告［M］. 北京：中国协和医科大学出版社，2017.

周弘. 30 国社会保障制度报告［M］. 北京：中国劳动社会保障出版社，2011.

周毅. 国际医疗体制改革比较研究［M］. 北京：新华出版社，2015.

朱恒鹏. 财政视角下的医改问题研究［M］. 北京：中国社会科学出版社，2019.

Alexandra Kaasch. Shaping Global Health Policy：Global Social Policy Actors and Ideas about Health Care Systems［M］. Palgrave Macmillan UK，2015.

Brigit Toebes，Rhonda Ferguson，Milan M. Markovic，Obiajulu Nnamuchi. The Right to Health：A Multi-Country Study of Law，Policy and Practice［M］. T. M. C. Asser Press，2014.

Carol Holtz. Global Health Care：Issues and Policies［M］. Jones & Bartlett Learning LLC，2022.

Christian Janssen，Enno Swart，Thomas von Lengerke（auth.），Christian Janssen，Enno Swart，Thomas von Lengerke. Health Care Utilization in Germany：Theory，Methodology，and Results［M］. Springer-Verlag New York，2014.

Christoph Thuemmler，Chunxue Bai. Health 4. 0：How Virtualization and Big Data are Revolutionizing Healthcare［M］. Springer International Publishing，2017.

Donald A. Barr. Introduction to US Health Policy：The Organization，Financing，and Delivery of Health Care in America［M］. Johns Hopkins University Press，2016.

Ellen Kuhlmann，Robert H. Blank，Ivy Lynn Bourgeault，Claus

Wendt. The Palgrave International Handbook of Healthcare Policy and Governance［M］. Palgrave Macmillan UK，2015.

Europäische Union，Glowik，Mario，Smyczek，Slawomir. Healthcare：Market Dynamics，Policies and Strategies in Europe［M］. De Gruyter，2015.

Garrett W. Brown，Gavin Yamey，Sarah Wamala. The Handbook of Global Health Policy［M］. Wiley-Blackwell，2014.

Ian Greener. Healthcare in the UK：Understanding Continuity and Change［M］. Policy Press，2008.

Jeffrey Braithwaite et al.. Healthcare Systems：Future Predictions for Global Care［M］. CRC Press，2018.

LEE Chien Earn，Kandiah Satkunanantham. Singapore's Healthcare System - What 50 Years Have Achieved［M］. World Scientific Publishing，2015.

Michael E. Porter Clemens Guth. Redefining German Health Care：Moving to a Value-Based System［M］. Springer Heidelberg Dordrecht London New York，2012.

Michael H. Merson，Robert E. Black，Anne J. Mills. Global Health：Diseases，Programs，Systems，And Policies［M］. Jones & Bartlett Learning，2020.

Nicole Saphier. Make America Healthy Again［M］. Broadside Books，2020.

OECD. OECD Health Policy Studies Improving Value in Health Care：Measuring Quality［M］. OECD Publishing，2010.

OECD. State of Health in the EU Germany：Country Health Profile 2019［M］. OECD Publishing，2019.

OECD/European Union. Health at a Glance：Europe 2020：State of

Health in the EU Cycle［M］. OECD Publishing, Paris, 2020.

Paola Adinolfi, Elio Borgonovi. The Myths of Health Care: Towards New Models of Leadership and Management in the Healthcare Sector［M］. Springer International Publishing, 2018.

Robert H. Blank, Viola Burau. Comparative Health Policy［M］. Palgrave Macmillan UK, 2007.

Rowena Jacobs, Peter C. Smith, Andrew Street. Measuring Efficiency in Health Care: Analytic Techniques and Health Policy［M］. Cambridge University Press, 2006.

Sherman Folland, Allen Goodman, Miron Stano. The Economics of Health and Healthcare［M］. Pearson, 2013.

Susan Giaimo. Reforming Health Care in the United States, Germany, and South Africa: Comparative Perspectives on Health［M］. Palgrave Macmillan US, 2016.

The Commonwealth Fund. International Profiles of Health Care Systems, London School of Economics and Political Science, 2020.

论文类

蔡孝恒. 习近平全面深化医药卫生体制改革思想初探［J］. 中共云南省委党校学报, 2016（03）: 34-38.

曾平. 浅析新加坡医疗保障制度与中国的差异［J］. 农村经济与科技, 2020（23）: 241-242+254.

陈晨, 黄万丁. 德国法定医疗保险的成功经验及启示——基于参保机制视角［J］. 社会保障研究, 2022（02）: 103-111.

寸待丽, 崔文彬, 于广军. "互联网+"医疗服务的国际经验及借鉴［J］.中国医院，2020（03）：13-15.

费太安.健康中国 百年求索——党领导下的我国医疗卫生事业发展历程及经验［J］.管理世界，2021（11）：26-40+3.

冯鹏程.重特大疾病保障和救助机制建设的国际经验及借鉴［J］.中国医疗保险，2015（09）：65-68.

傅媛媛，程沛然.新加坡和我国医疗保险个人账户基金支付的比较差异分析［J］.中国初级卫生保健，2018（01）：9-11+14.

辜伟鑫.英国NHS体系对我国医疗改革的启示研究［J］.经济研究导刊，2018（21）：52-53.

何其慧，吕佩源，吕艳玲，王亚珍，陈少鹏，李景涛.新医改背景下的医疗保险制度国际借鉴及中国现状［J］.管理观察，2019（10）：181-183.

何文，申曙光.医保支付方式与医疗服务供方道德风险——基于医疗保险报销数据的经验分析［J］.统计研究，2020（08）：64-76.

贺庆功.医药卫生体制改革绩效形成机理研究［J］.锦州医科大学学报（社会科学版），2019（05）：44-48.

黄丞，许永国.美国医疗保健经济演变历程及对我国启示［J］.中国医院，2020（03）：19-21.

江宇.对医药卫生体制改革研究方法的思考［J］.黑龙江社会科学，2020（03）：87-92+160.

金彩红.新加坡：公私合作完善医疗服务［J］.决策探索（下半月），2014（12）：81-82.

康蕊，朱恒鹏，洪凌华.医疗保险、医药创新与经济发展——基于美国公私保险的比较分析［J］.经济社会体制比较，2022（04）：155-166.

李斌，任荣明.新加坡医疗体制及公立医院改革的深层逻辑

[J]. 医学与哲学（A），2012（01）：47-49.

李成志. 美国医疗保险制度对当前医改的几点启示 [J]. 中国医疗保险，2018（05）：68-71.

李俊，李重. 从奥巴马医疗到特朗普医疗：美国医疗改革对我国的启示 [J]. 中国卫生经济，2018（04）：94-96.

李乐乐，张知新，王辰. 德国医疗保险制度对我国统筹发展的借鉴与思考 [J]. 中国医院管理，2016（11）：94-96.

李蕾，李靖宇，刘兵，乔晗. 医疗卫生服务模式与资源配置的国际比较 [J]. 管理评论，2017（03）：186-196.

李滔，张帆. 德国医疗卫生体制改革现状与启示 [J]. 中国卫生经济，2015（04）：92-96.

李杏果. 德国医疗服务管办分离改革及其对中国的启示 [J]. 经济体制改革，2019（03）：151-156.

李杏果. 新加坡医疗服务管办分离改革及对我国的启示 [J]. 天津行政学院学报，2019（01）：89-95.

李忠，贺睿博，张亮，陈城. 基层医疗卫生服务供给有效治理的国际经验及启示 [J]. 中国卫生经济，2022（02）：44-48.

梁学平. 我国医疗卫生政府支出现状及国际比较 [J]. 价格理论与实践，2013（07）：74-75.

林毅夫. 中国医疗体系的发展历程与改革探索 [J]. 国际金融，2021（03）：12-15.

刘军军，王高玲. 新加坡集团式医疗联合体的经验及对我国的启示 [J]. 卫生软科学，2019（07）：94-97.

刘兰秋. 分级诊疗视角下德国的医疗供给侧改革研究 [J]. 中国行政管理，2018（12）：83-88.

刘平，扈彩霞. 美国公共医疗保险体系设计研究 [J]. 医学与哲学（A），2018（11）：60-62.

刘锁，高欢，项莉．美国整合医疗服务模式演进对我国医联体建设的启示［J］．现代医院，2021（10）：1604-1606.

刘涛，何亮，李金辉．基于国际经验的我国保险与医疗合作模式研究［J］．管理现代化，2019（03）：58-62.

柳灿灿．缩小城乡差异视角下的医疗卫生体制改革［J］．农村经济与科技，2022（11）：176-180.

楼超兰．英国医疗领域公私合作的经验与启示［J］．卫生经济研究，2015（11）：38-40.

芦欣怡，王亚东．英、美、德国家医疗卫生监管体系介绍及启示［J］．中国卫生质量管理，2019（06）：137-140.

罗洁．改革开放以来我国医疗卫生事业发展历程及绩效——基于"六五"计划至"十四五"规划［J］．中国物价，2022（08）：63-65+68.

罗明薇，谢世伟，王天艳，成卓．医疗付费制度的国际比较与借鉴［J］．行政事业资产与财务，2021（04）：51-52.

罗彤．英国全科医生体系如何发挥控制医疗费用的作用［J］．中国财政，2019（22）：19-21.

吕兰婷，刘文凤．英国以支付方式改革推动医疗卫生精细化管理的经验与启示［J］．中华医院管理杂志，2020（11）：966-968.

吕一星，陈硕，张静波，覃岳香，窦紫岩，孔邻润，刘雅茜，郑儒春，罗昊宇．国际健康管理医疗服务体系的发展现状及思考［J］．中华健康管理学杂志，2020（05）：464-467.

马俊．英国全科医生制度对我国基层医疗建设的启示［J］．中国集体经济，2019（19）：167-168.

马文雯，李超凡，孙强．整合型慢性病医疗卫生服务支付方式改革的国际经验及启示 [J]. 中国卫生经济, 2022 (08): 93-96.

马志爽, 李勇, 胡安琪, 周俊婷. 美国医疗服务供给模式对我国的启示 [J]. 中国药物经济学, 2018 (05): 117-120.

饶克勤. 三医联动改革与国际经验借鉴 [J]. 卫生经济研究, 2019 (01): 4-9.

盛茜, 简讯, 姜淮芜, 陈龙, 代云萍. 基层医疗卫生服务体系中不同体制医院医联体建设的探索 [J]. 现代医院管理, 2021 (05): 42-46.

施文凯, 聂玉亮, 张小娟. 整体性治理视角下的新加坡医疗保险治理体系及对我国的启示 [J]. 中国卫生政策研究, 2020 (04): 10-16.

苏河. 关于深化医疗卫生管理体制改革的若干思考 [J]. 中国机构改革与管理, 2020 (07): 6-10.

苏明阳, 徐进, 刘晓云, 祝贺. 基本医疗卫生与公共卫生服务整合的国际经验及启示 [J]. 中国卫生政策研究, 2021 (08): 67-73.

孙广亚, 张征宇, 孙亚平. 中国医疗卫生体制改革的政策效应——基于综合医改试点的考察 [J]. 财经研究, 2021 (09): 19-33.

孙辉, 王海银, 金春林. 英国以价值为导向的医疗服务支付体系介绍与启示 [J]. 中国卫生经济, 2020 (11): 94-96.

孙杨杰, 邓剑伟. 新加坡社区医疗卫生服务的经验及其启示 [J]. 福建行政学院学报, 2015 (02): 34-38.

托马斯·格林格尔, 罗尔夫·施姆克, 苏健. 德国医疗保险体系的渐进式制度变迁——渐行渐远的"俾斯麦模式" [J]. 江海学刊, 2013 (05): 31-36.

王虎峰, 李颖. 世界上没有"免费的午餐""免费医疗"是把双刃剑——以英国"免费医疗"制度为例 [J]．人民论坛，2019（26）：95-97．

王敏．新加坡"终身健保计划"对我国大病医疗保险的启示 [J]．中国财政，2019（22）：22-25．

王希娟．新加坡退休职工医疗保障制度对我国的启示 [J]．南京工程学院学报（社会科学版），2017（02）：9-12．

王向澄．选择与竞争：英国国民医疗服务体系的准市场机制改革 [J]．电子科技大学学报（社科版），2015（05）：19-24．

王晓玲，王建中．重构与市场经济相适应的医疗卫生体制——国际经验与中国实践 [J]．中国卫生政策研究，2015（01）：8-13．

王旭，李芬．基于国际经验的整合型医疗卫生服务医疗保险支付方式研究 [J]．中国卫生资源，2020（05）：514-519．

王雪峰，辛艳姣，蒋俊男，项莉．重特大疾病医疗救助不同模式下"健康扶贫"效果研究 [J]．中国卫生政策研究，2019（06）：52-56．

吴楠．小型发达经济体应对人口老龄化的医疗保险改革实践——来自中国香港和新加坡的启示 [J]．北方经济，2021（10）：49-53．

谢静，张抒扬．美国价值医疗导向型支付方式进展及其启示 [J]．中华医院管理杂志，2021（08）：701-704．

许闲，周源，余安琪．美国医疗保险改革的经验与启示 [J]．复旦学报（社会科学版），2022（01）：156-164．

薛秋霁，孙菊，姚强．全民医保下的医疗救助模式研究——英国、澳大利亚、德国的经验及启示 [J]．卫生经济研究，2017（02）：49-54．

阎宇，孙德超．西方发达国家医疗卫生服务均等化路径选择的经验及启示——以英国、美国、德国为例 [J]．河南师范大学学报（哲学社会科学版），2015（06）：81-84.

杨浩，郑先平. 补充医疗保险对低收入家庭重特大疾病风险分担效果研究［J］. 现代预防医学，2021（09）：1618-1621.

杨欢，吕承超. "新医改"十年：中国医疗卫生服务效率的区域差异、动态演进及影响因素研究［J］. 中国管理科学，2022（09）：1-15.

杨金山，王常效. 韧性城市建设的深圳实践与展望［J］. 特区实践与理论，2022（02）：79-84.

姚强，谢佳，孙菊. 重特大疾病医疗救助因病致贫对象界定的理论与方法探析［J］. 中国卫生经济，2017（03）：33-36.

尤莉莉，陈新月，杨凌鹤，赵金红，潘钰婷，张思琪，刘远立. 国家基本公共卫生服务项目实施十年：挑战与建议［J］. 中国全科医学，2022（26）：3221-3231.

于梦根，袁蓓蓓，孟庆跃. 基层医疗卫生服务整合的国际经验及对我国的启示［J］. 中国卫生政策研究，2019（06）：22-28.

余红星，冯友梅，付旻，刘智勇，姚岚. 医疗机构分工协作的国际经验及启示——基于英国、德国、新加坡和美国的分析［J］. 中国卫生政策研究，2014（06）：10-15.

张亚琳，廖晓阳，赵茜，雷弋，李志超，唐以俊，李妮. 基层整合型医疗服务的国际经验和中国实践［J］. 中华全科医学，2021（06）：887-891.

周俊婷，李勇，胡安琪，马志爽. 德国医疗服务供给模式对我国的启示［J］. 中国药物经济学，2018（04）：101-105.

周俊婷，李勇，胡安琪，马志爽. 英国医疗服务供给模式对我国的启示［J］. 中国药物经济学，2018（06）：88-92.

周婷，左学金. 深化我国医药卫生体制改革的操作性思路及经费测算研究［J］. 上海经济研究，2021（02）：5-16+68.

朱铭来，谢明明. 完善我国重特大疾病医疗保障机制的思考［J］. 中国医疗保险，2022（01）：21-24.

朱晓丽，郑英，王玙珩，代涛. 整合医疗卫生服务背景下医保支付方式改革的政策优化——基于国际经验视角［J］. 中国医疗保险，2022（05）：121-126.

Berwick, Donald M., Thomas W. Nolan, and John Whittington. The Triple Aim：Care, Health, and Cost［J］. Health Affairs, 2008（03）：759-769.

Bloom, Nicholas, Carol Propper, Stephan Seiler, and John Van Reenen. The Impact of Competition on Management Quality：Evidencefrom Public Hospitals［J］. The Review of Economic Studies, 2015（02）：457-489.

Böcker W., Doobaree I. U., Khachatryan A. et al.. Correction to：Fractures in untreated Patients with Osteoporosis in Germany：an InGef healthcare insurance database analysis［J］. Osteoporos Int, 2022（33）：87.

Busetto, Loraine, Katrien Ger Luijkx, Arianne Mathilda Josephus Elissen, and Hubertus Johannes Maria Vrijhoef. A Systematic Literature Review of the Implementation of Integrated Care for People with Diabetes Mellitus Type 2：Context, Mechanisms and Outcomes［J］. International Journal of Integrated Care, 2015（05）.

Bychkovska O., Tederko P., Engkasan J. P. et al. .Healthcare Service Utilization Patterns and Patient Experience in Persons with Spinal Cord Injury：A Comparison across 22 Countries［J］. BMC Health Serv Res, 2022（22）：755.

Cai, Gao-chen. The Capitation Model of Changde [J]. China Social Security, 2014 (02): 76-79.

Camillo C. A. The US Healthcare System: Complex and Unequal [J]. Glob Soc Welf, 2016 (03): 151-160.

Döring A. , Paul, F. The German Healthcare System [J]. EPMA Journal, 2010 (01): 535-547.

Dragos S. L. , Mare C. , Dragos C. M. et al. . Does Voluntary Health Insurance Improve Health and Longevity? Evidence from European OECD Countries [J]. Eur J Health Econ, 2022 (23): 1397-1411.

Galewitz P. Study Projects Sharper Increases in Obamacare Premiums for 2017 [J]. Kaiser Health News, 2016.

Gavurova B. , Kocisova K. & Sopko, J. Health System Efficiency in OECD Countries: Dynamic Network DEA Approach [J]. Health Econ Rev, 2021 (11): 40 .

Gordijn B. , Have H. t. International Experiences with Priority Setting in Healthcare [J]. Med Health Care and Philos, 2013 (16): 325-326.

Grogan C. M. The Role of the Private Sphere in US Healthcare Entitlements: Increased Spending, Weakened Public Mobilization, and Reduced Equity [J]. The Forum, 2015 (01): 119-142.

Grosios K. , Gahan P. B. & Burbidge, J. Overview of Healthcare in the UK [J]. EPMA Journal, 2010 (01): 529-534.

Hong M. K. Y. , Skandarajah A. R. , Higgins R. D. et al. . International Variation in Emergency Operation Rates for Acute Diverticulitis: Insights into Healthcare Value [J]. World J Surg, 2017 (41): 2121-2127.

Huang X. Four Worlds of Welfare: Understanding Subnational Variation in Chinese Social Health Insurance [J]. China Q. , 2015

（222）：449-74.

Jakovljevic M. , Getzen T. E. . Growth of Global Health Spending Share in Low and Middle Income Countries ［J］. Front Pharmacol, 2016（07）：21.

Jakovljevic M. B. , Netz Y. , Buttigieg S. C. , Adany R. , Laaser U. , Varjacic M. Population Aging and Migration-History and UN Forecasts in the EU - 28 and its East and South near Neighbourhood-one Century Perspective 1950-2050 ［J］. Global Health, 2018, 30.

Jakovljevic M. , Timofeyev Y. , Ranabhat C. et al. . Real GDP Growth Rates and Healthcare Spending-Comparison between the G7 and the EM7 Countries ［J］. Global Health, 2020（16）：64.

Keegan C. , Connolly S. & Wren MA. Measuring Healthcare Expenditure：Different Methods, Different Results ［J］. Ir J Med Sci, 2018（187）：13-23.

Khoo H. S. , Lim Y. W. & Vrijhoef H. J. Primary Healthcare System and Practice Characteristics in Singapore ［J］. Asia Pac Fam Med, 2014（13）：8.

Kuhn B. , Kleij KS. , Liersch S. et al. . Which Strategies Might Improve Local Primary Healthcare in Germany? An Explorative Study from a Local Government Point of View ［J］. BMC Fam Pract, 2017（18）：105.

Martinez M. E. , Cohen R. A. , & Zammitti E. P. Health Insurance Coverage：Early Release of Estimates from the National Health Interview Survey, Jauary - September 2015 ［J］. National Center for Health Statistics, 2016.

Morgan D. , Astolfi R. . Financial Impact of the GFC：Health Care

Spending Across the OECD［J］. Health Econ Policy Law，2015，7-19.

Mubarakali A. Healthcare Services Monitoring in Cloud Using Secure and Robust Healthcare-Based BLOCKCHAIN（SRHB）Approach［J］. Mobile Netw Appl，2020（25）：1330-1337.

Okma K. G. , & Marmor T. R. The United States. In K. Fierlbeck & H. A. Palley（Eds.）［J］. Comparative health care federalism（pp. 139-148）. Surrey：Ashgate，2015.

Palley H. A. International Comparisons of Some Healthcare Delivery Impacts on Vulnerable Populations［J］. Glob Soc Welf，2016（03）：147-149.

Ranabhat C. L. , Jakovljevic M. , Dhimal M. , Kim, C. B. . Structural Factors Responsible for Universal Health Coverage in Low-and Middle-Income Countries：Results from 118 Countries［J］. Front Public Health，2019（07）：414.

Schakel H. C. , Wu E. H. & Jeurissen, P. Fiscal Rules, Powerful Levers for Controlling the Health Budget? Evidence from 32 OECD Countries［J］. BMC Public Health，2018（18）：300.

Si Y. , Zhou Z. , Su M. et al. . Comparison of Health Care Utilization among Patients Affiliated and not Affiliated with Healthcare Professionals in China［J］. BMC Health Serv Res，2020（20）：1118.

Stockdale D. , McFerran D. , Brazier P. et al. . An Economic Evaluation of the Healthcare Cost of Tinnitus Management in the UK［J］. BMC Health Serv Res，2017（17）：577.

Tan R. Y. , Tan G. S. Value-Based Healthcare in Residency Training：A Perspective from Singapore［J］. Med. Sci. Educ，2017（27）：423-426.

Tarazi C. The Effect of Insurance Coverage on Healthcare Expenditures ［J］. Atl Econ J, 2015 (43): 303-304.

Wang Y. , Mukherjee, A. Healthcare Resort: An Integrated Approach to Re-model Healthcare Services ［J］. Springer, Cham, 2016.

Wang Z. , Li X. , Chen M. et al.. Social Health Insurance, Healthcare Utilization, and Costs in Middle-aged and Elderly Community-Dwelling Adults in China ［J］. Int J Equity Health, 2018 (17): 17.

Wiegard R. B. , Breitner M. H. Smart Services in Healthcare: A risk-benefit-analysis of Pay-as-you-live Services from Customer Perspective in Germany ［J］. Electron Markets, 2019 (29): 107-123.

图书在版编目（CIP）数据

医疗卫生体制国际比较与经验借鉴 / 梁金刚著. --
北京：社会科学文献出版社，2024.5
ISBN 978-7-5228-3375-0

Ⅰ.①医… Ⅱ.①梁… Ⅲ.①医疗保健制度-对比研
究-世界 Ⅳ.①R197.1

中国国家版本馆 CIP 数据核字（2024）第 054949 号

医疗卫生体制国际比较与经验借鉴

著　　者 / 梁金刚

出 版 人 / 冀祥德
责任编辑 / 宋　静
责任印制 / 王京美

出　　版 / 社会科学文献出版社·皮书分社（010）59367127
　　　　　地址：北京市北三环中路甲 29 号院华龙大厦　邮编：100029
　　　　　网址：www.ssap.com.cn
发　　行 / 社会科学文献出版社（010）59367028
印　　装 / 三河市尚艺印装有限公司

规　　格 / 开本：787mm×1092mm　1/16
　　　　　印张：15　字数：195 千字
版　　次 / 2024 年 5 月第 1 版　2024 年 5 月第 1 次印刷
书　　号 / ISBN 978-7-5228-3375-0
定　　价 / 98.00 元

读者服务电话：4008918866